手把手教你养护大脑

宋 璞 著

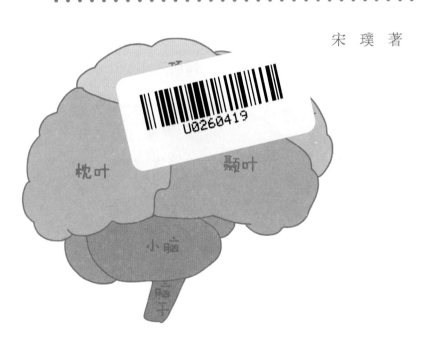

江苏凤凰科学技术出版社·南京

图书在版编目（CIP）数据

手把手教你养护大脑 / 宋璞著 . -- 南京 : 江苏凤凰科学技术出版社 , 2023.6

ISBN 978-7-5713-3272-3

Ⅰ . ①手… Ⅱ . ①宋… Ⅲ . ①脑血管疾病—防治 Ⅳ . ① R743

中国版本图书馆 CIP 数据核字 (2022) 第 200090 号

手把手教你养护大脑

著　　　者	宋　璞	
责 任 编 辑	汤景清	
责 任 校 对	仲　敏	
责 任 监 制	方　晨	

出 版 发 行	江苏凤凰科学技术出版社
出版社地址	南京市湖南路 1 号 A 楼，邮编：210009
出版社网址	http://www.pspress.cn
印　　　刷	佛山市华禹彩印有限公司

开　　　本	718mm × 1000mm　　1/16
印　　　张	11.25
字　　　数	169 000
版　　　次	2023 年 6 月第 1 版
印　　　次	2023 年 6 月第 1 次印刷

标 准 书 号	ISBN 978-7-5713-3272-3
定　　　价	68.00 元

图书如有印装质量问题，可随时向我社印务部调换。

前　言

　　2019 年 3 月，我在某网站上发布了第一篇关于预防脑血管病的科普文章。当时我没想太多，作为三甲医院的一名神经内科医生，我只想把我在临床上接触的典型病例、患者对疾病认识的误区，以及一些简单的预防疾病和早期症状识别的方法，分享给需要的人，希望网友看过这些文章后，能够对脑血管病有个初步的了解，并逐步建立起正确的认知，最好能掌握相应的方法，维护自己的大脑健康。

　　后来，随着我发布科普文章数量的增多，越来越多的网友也开始与我沟通，或向我咨询各种各样关于脑血管病的问题，比如：

　　中风是怎么回事？

　　中风后为什么会留下后遗症？

　　经常头痛头晕，是不是中风了？

　　查出颈动脉斑块到底严重不严重？需要治疗吗？

　　血压高，是不是一定会中风？

　　高血压患者，怎样才能避免脑出血？

　　老年痴呆和脑萎缩有什么区别和联系？

　　去医院做体检，报告单上的数据一个都看不懂，怎么办？

　　这些问题也让我越来越深刻地认识到，很多人对脑血管病真的缺乏科学的认知，也没有足够的重视，对如何预防与治疗脑血管病更是知之甚少，以为得病只要吃药就行了。

　　脑血管病是一类会对人体健康产生极大危害的疾病，具有发病率高、致残率高、死亡率高、复发率高、并发症多等特点。临床上，脑血管病患者多为中、老年人，症状可以表现为半身不遂、言语障碍、偏身麻木等。但近年来，脑血管病发病年轻化越来越明显，这与人们食甘厚味、工作压力大、作息不规律、烟酒使用量增加等都有关系，这些因素也导致脑血管病的发病率逐渐升高。

为了帮助更多的朋友了解脑血管病，养护自己的大脑，我决定把自己既往创作的零散的医学科普文章整合起来，尽量用简单、通俗的语言告诉那些关注脑血管健康的朋友，到底什么是脑血管病，它有哪些"预兆"、特点、具体危害，以及我们在日常生活中该怎样保护脑血管，保持自己的大脑活力。

与此同时，我在书中还介绍了如何看懂脑血管病相关的检查报告单，比如，怎样看懂报告单上的血压值、血糖值，报告单上显示的"腔隙性脑梗死""颈动脉斑块""颅内动脉瘤"等，都是一些什么病，以及我们在自己测血压、血糖时，一些数据都代表什么，等等。让你在拿到报告单后，通过上面的数据大致就能判断疾病状况，并且知道哪些数据是提醒自己马上就医，做进一步检查等，从而做到早发现、早预防、早治疗。

总而言之，本书是在手把手地教你一些简单有效的预防疾病、养护脑血管的方法。在日常生活中，只要我们有意识地注意一下自身行为，就能比较有效地改善脑血管状况。比如在日常生活中，注意饮食结构、合理搭配，保持适度的体育锻炼，戒烟限酒，这样不仅能保持脑血管的健康，对整个身体保持活力，维护身体健康都有很大的促进意义。

预防疾病的第一步是了解疾病，只有真正了解了脑血管病的原因、特点和致病因素，我们才能更早发现、更快应对，最终更好地预防它，才能让我们的大脑保持健康并充满活力。

宋璞

2022 年 3 月

CONTENTS 目录

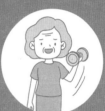
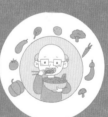

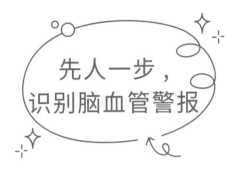

第一章

先人一步，
识别脑血管警报

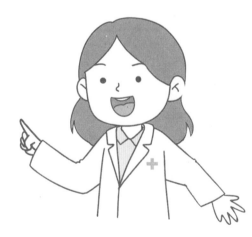

医生带你了解脑血管病

说起脑血管病，我们可能首先想到的就是脑出血、脑梗死等，感觉又可怕又神秘。那么，脑血管病到底是怎么回事呢？

》》 1分钟了解脑血管病

要理解脑血管病并不难，如果我们把大脑比作一栋大楼的话，那么血管就是其中的上水管和下水管：上水管叫作"脑动脉"，下水管叫作"脑静脉"（还有一部分叫作"静脉窦"）。一旦水管损坏了，就可能会出现水管局部堵塞、膨胀、鼓包、破裂，也可能会造成种种供水障碍，如断水、漏水，严重时甚至会导致整栋大楼都出现用水问题。

同样的道理，我们的大脑也会因为血管病变的位置、影响范围不同，造成各不相同的临床症状。脑血管病变导致的这一大类疾病，统统都被称为"脑血管病"。

》》 认识常见脑血管病

▶ 1. 脑梗死与脑栓塞

我们平时经常听说脑梗死与脑栓塞，那么二者有什么区别和联系呢？

前文已说过，我们大脑中的脑动脉就相当于一栋大楼的"上水管"，一旦这个"上水管"出现堵塞，那么我们的脑动脉血流就会中断，出现缺血性脑卒中，如果堵塞部位形成血栓，血栓把血管给堵死了，血流无法通过，这时就会发生脑梗死。

脑梗死有很多种，最常见的是由动脉粥样硬化斑块破裂进而形成血栓导致的血管堵塞造成的。脑栓塞也是造成脑梗死的原因之一，不过，脑栓塞的血栓不是在脑血管中形成的，而是血液在心脏内或靠近心脏的大动脉形成的，血栓脱落后，顺着血流冲入脑血管内形成的堵塞，就是我们常说的脑栓塞。

除了这些情况外，在发生缺血性脑卒中的时候，有些患者在血流中断后，短时间内还会由于种种原因而出现血流自行再通的，这种情况就叫短暂性脑缺血发作。

▶ 2. 静脉窦血栓形成

大脑中的脑静脉就相当于一栋大楼的"下水管"，一旦这个"下水管"堵塞，所造成的静脉血流淤积，就叫静脉窦血栓形成。尽管这种脑血管病的发病率不如脑梗死高，但造成的后果往往很严重。

▶ 3. 蛛网膜下腔出血与脑出血

大楼内的"水管"破了，水肯定就会流出来。同样，大脑内的血管破裂，血也会流出来，这就是颅内出血；血流到脑子表面，就叫蛛网膜下腔出血（蛛网膜下腔是脑仁表层和头骨、脑膜之间的一个腔隙）；血流到脑子里面，就叫脑出血，也叫脑实质出血。

▶ 4. 动脉瘤

血管是有弹性的，就像车胎一样，如果血管壁损坏或管内压力过高，就

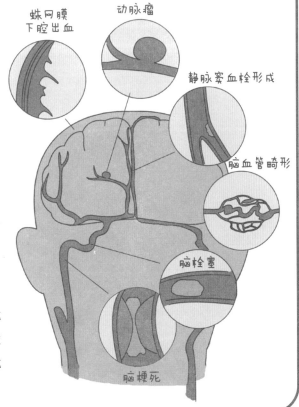

认识常见脑血管病

蛛网膜下腔出血　动脉瘤　静脉窦血栓形成　脑血管畸形　脑栓塞　脑梗死

可能会导致血管局部膨胀，像吹气球似的在血管上鼓个包，这就是动脉瘤。这个"包"很容易破裂，一旦破裂，就会有血液流出，造成蛛网膜下腔出血或脑出血。即使不破，动脉瘤过大或位置"刚刚好"，也会压迫脑神经，引起相应的症状。

▶ 5. 脑血管畸形

我们的整个脑血管网就像一棵大树，一级级的动脉血管就像是主干—分支—末梢，如果这个结构由于先天或后天的种种因素发生改变，本来应按照一定规律分布的血管就会"长乱了"，进而出现脑血管畸形。

≫ 认清脑血管病的危害

研究表明，有症状的脑血管病致残率为 50%~70%。也就是说，只要得了脑血管病，有一半以上的患者都可能留下后遗症。

在脑血管病中，脑梗死为最常见的类型。一旦发生急性脑梗死，患者会表现为突然的或一觉醒来后的偏瘫、偏身麻木、言语模糊、口角歪斜等症状，这就属于局部脑动脉血管突然被阻塞导致血流中断，或者血流明显下降所引起的临床急症。

我们的脑细胞是非常脆弱的，通常在血流中断数秒内就会出现新陈代谢异常，几分钟内就会死亡，且神经细胞是不可再生的，一旦死亡就不会再起死回生，其原来所承担的功能也会丧失。所以，救治这类疾病就一个字——快，马上抢救患者，与病魔抢时间。如果能在脑部血流中断较短的时间内将阻塞的血管重新开通，就能拯救大量濒临死亡的脑细胞，在临床症状上可能会有"立竿见影"的疗效。如果耽误时间较长，大量脑细胞死亡后再恢复血流，就像人已经饿死了，再喂给他吃任何东西都无济于事了。

彩虹医生说

　　急性脑血管病是指起病急骤的脑血管病，一般是由各种原因引发脑部血管病变，导致供应脑部的血流突然中断或血流明显减少，或是血管破裂出血导致的血管供应区域范围内的神经细胞因血液供应缺失、血肿直接积压造成损伤甚至死亡，继而失去相应功能而在短时间内造成临床症状。急性脑血管病包括急性脑梗死、脑栓塞、短暂性脑缺血发作、脑出血、蛛网膜下腔出血、静脉窦血栓形成等。

　　慢性脑血管病也叫陈旧性脑血管病，即以前得过脑梗死或脑出血或发病时未引起明显症状，在检查复查头部CT或核磁共振时能看到"梗死灶""缺血灶""中风囊"等影像学征象。这类情况也可以把它理解为急性脑梗死等疾病后，在脑子里留下的"疤痕"。

什么是中风

对于很多人来说，"中风""脑卒中"等常常分不清，也不知道这些名称具体都是什么病，会带来哪些健康威胁，就是听起来很吓人。

那么，"中风""脑卒中"到底都是什么病呢？它们之间有什么联系吗？接下来我们就一起来认识一下这些疾病。

≫ 1分钟认识中风和脑卒中

"中风"这个词源于中医，是个正牌"国货"，所以才会特别深入人心。按照现代医学的观点，中风主要指急性脑血管病，包括了急性脑梗死、脑出血、蛛网膜下腔出血、短暂性脑缺血发作等疾病。这类疾病通常发病急骤、变化迅速，就像一阵"邪风"吹来，直接把人吹病了一样，所以我们的先祖就用"中风"来为这类疾病命名。

"脑卒中"则是个"洋货"，来源于英文单词"stroke"，其本意是"当头一棒"。西方人借此表达急性脑血管病来势凶猛，就像被人猛地一棒子砸倒一样。

从本质上来说，中风和脑卒中指代的是同一类疾病，二者没什么区别。这两个名词在现代医学上都用于称呼急性脑血管病。

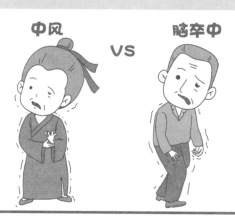

中风 VS 脑卒中

中风后有效自救共分为三步：

▶ 1. 打急救电话 120

在你尚且能动的时候，第一时间通知你的亲属，同时拨打 120。如果你已经不能清晰地表达了，那就想办法通知家人或邻居，让他们发现你，帮助你拨打急救电话。

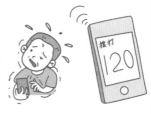
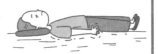

▶ 2. 平躺或静坐

这时不要乱动，也不要拍打头部，更不要自行扎针、放血。不建议在医生来之前自行服用阿司匹林等药物，因为此时你无法判断自己是脑梗死还是脑出血，万一是出血，吃阿司匹林就是火上浇油；即使是脑梗死，你服下的阿司匹林也没有那么快起效。

所以，此时一定要尽量让自己保持平静，保持体力，不要有过量的活动，否则活动和紧张的情绪都会引起血压的波动，也会增加大脑的耗氧量。

▶ 3. 记住起病的时间

把你起病的时间尽量告知你的家属或身边的人，如果是脑梗死，发病的时间对于医生判断下一步能否进行溶栓、取栓等更积极的治疗至关重要。

如果之前你有慢性病，比如"三高"等，如有可能，尽量让家属帮你把平时服用的药物带上，让医生第一时间知道你的服药情况，继而做出更加准确的诊断和治疗措施。

彩虹医生说

有些老年人在体检时，头部检查报告会显示有"脑梗死"或"缺血灶"，但患者本人却没有明显症状或感觉。这一般要分两种情况：一种是梗死面积很小，对功能影响甚微，患者压根儿察觉不到；还有一种情况是梗死部位不在重要脑部功能区，没有影响到重要功能，也没引起相应症状。对于这类患者，我只能说你"很幸运"，但如果不加以预防，也许很快就会从"量变"发展到"质变"。

❀ "小中风"是不是不用管

上个月，一位网友向我咨询，说他有几天反复出现左侧胳膊和腿部麻木，但一阵儿就过去了，每次持续几分钟到 30 分钟不等。并且在咨询的那天，他的左侧面部也出现了这种症状。他问我有可能是什么问题。

作为神经科医生，职业敏感性告诉我，这位网友有可能是我们常说的"小中风"。于是，我告诉他，让他尽快到正规医院神经内科就诊检查。几天后，他又联系我，说自己去医院查了血、拍了脑部CT，结果没什么问题。很显然，他对我的判断产生了质疑，于是我又问他，医生有没有向他提到"小中风"或"短暂性脑缺血发作"这个词，并且建议他再进一步排查一下，但他没有再给我回复。

通过与这位网友的交流，我感觉人们对"小中风"并不重视，也许是一个"小"字，让它看起来没那么严重了。但我却想提醒大家，对这个病，我们一定要重视。

≫ "小中风"是个什么病

"小中风"在临床上被称作"短暂性脑缺血发作"，是中风的类型之一。

简单来说，"小中风"就是脑部、脊髓或眼底视网膜等部位的动脉血管缺血引起的短暂性出现的偏瘫、偏身麻木、言语含糊、视物模糊等神经功能障碍疾病。说得直白些，就是脑血管（动脉）处于一种要堵死但还没堵死、又在短时间内自行再通的状态。它的发病症状一般较轻，并会在短时间内（短则 30 分钟内，最长不超过 24 小时）自行恢复正常，不会留下后遗症，但往往会反复发作，并可能在某一次发作后不再缓解，变成真正的"脑梗死"。

健康的脑血管绝对不会出现"不完全堵塞"或"堵塞、栓塞后再通"的情况，因此，"小中风"患者一定伴有动脉硬化性疾病或某些心脏疾病，如果不及时处理原发病，导致短暂性脑缺血反复发作，最终就会造成不可逆的脑梗死。

"小中风"是个什么病

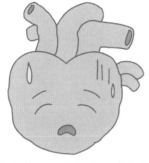

①动脉硬化性疾病/心脏疾病

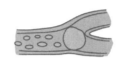

②血管堵塞

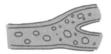

③短时间自行再通

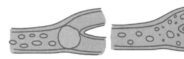

④反复堵塞再通

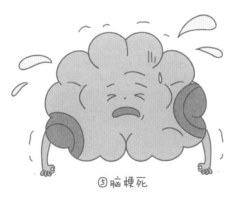

⑤脑梗死

　　因此，我们千万不能轻视"小中风"。据有关资料统计，"小中风"的发作患者中，发生中风的可能性比无"小中风"发作者高 16 倍，而且大约有 10% 的"小中风"患者会在"小中风"发作后 1 年内发生中风。"小中风"反复发作，更是发生中风最危险的信号。

脑部 CT 能查出"小中风"吗

一直以来，短暂性脑缺血发作都被定义为"突然发病，不过出现持续时间少于 24 小时的偏瘫或麻木、言语障碍、视物模糊等局灶性神经功能障碍"。所以，这个"短暂性"指的也是症状出现不超过 24 小时，实际上通常只持续几小时甚至十几分钟，很多时候，短暂性的脑缺血并不会导致神经死亡，因此在 CT，甚至在核磁共振上并不能发现它们的存在。CT 通常只有在有明显的缺血或出血病灶时，才能发挥作用，这也是那位咨询我的网友做脑部 CT 后没有发现明显异常的原因。也正是如此，我们时常还会给患者加拍一个核磁共振，因为核磁共振能够比 CT 更清晰地反映出大脑的损伤。如果那位网友再做一次核磁共振的话，也许就会发现问题，因为即使是短暂性的脑缺血，也有可能会造成大脑的永久性损伤，这也是我当时建议他进一步排查的原因。除此之外，这类患者往往还需要进一步完善 CT 或核磁共振下的血管造影检查（也就是 CTA 或 MRA），以进一步明确其血管的基础情况。

"小中风"转变为中风的可能性有多高

根据多项观察性研究结果提示，短暂性脑缺血发作后的 2 日、30 日和 90 日的中风风险分别为 3.5%~9.9%、8.0%~13.4% 和 9.2%~17.3%。也就是说，短暂性脑缺血在发作后的短时间内，进一步发展为中风的可能性是很高的。

因此，对于这种短暂性出现的症状，大家还是需要重视，即使以往过类似症状，但没有造成严重后果，也只能说是上次比较幸运。至于下次是否还能那么幸运，就很难说了。

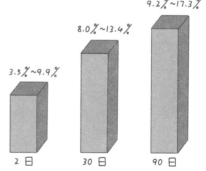

短暂性脑缺血发作是脑血管堵塞的一种特殊情况，是一种"要堵未堵"或"堵完自通"的临界状态，所以脑血管堵塞出现的症状，在短暂性脑缺血发作中都可能出现，如面瘫、口角歪斜、肢体无力、言语不清、视力模糊等，只是这些症状不是持续存在，而是"打阵儿"的，在几分钟或几小时内就会完全消失了。

正因为它的症状会自行消失，很多人在初次发病时都没有重视，直至发展成脑梗死才被迫就医，但此时的治疗效果就要大打折扣了，致残率也大大提高。

所以，一旦出现以上症状，就不必多加考虑了，要立即到正规医院就医，做脑部 CT 检查和核磁共振，明确病情，这样才能最大程度地阻止疾病恶化。

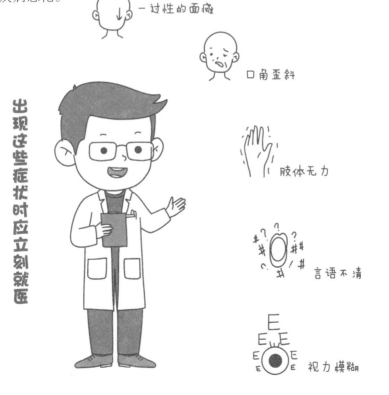

出现这些症状时应立刻就医

一过性的面瘫

口角歪斜

肢体无力

言语不清

视力模糊

TIPS

有人认为"口歪眼斜"就是中风，其实引起口歪眼斜的疾病除了中风外，还有周围性面神经炎，即面瘫。这两种疾病要区别对待。中风多见于"三高"等有基础病的老人，除了有口歪眼斜的症状外，还往往伴有突然出现的肢体麻木、无力、言语不清、行走不稳等。但不管是哪类疾病，一旦出现口歪眼斜的症状，都必须及时就医，避免耽误治疗。

 彩虹医生说

如果出现"打阵儿"的肢体麻木、乏力、言语不清、视力障碍、意识障碍等症状，就一定是短暂性脑缺血发作吗？还真不一定。"打阵儿"出现的症状，在医学上叫"阵发性"或"发作性"症状。除了短暂性脑缺血发作之外，癫痫发作、偏头痛的先兆症状、心源性的晕厥以及低血糖等代谢问题，甚至是少见的肿瘤或颅内出血等因素，都会导致这些症状出现。但是，不管是这些疾病中的哪一种，发病后都应尽快到医院就诊，不能耽误。

动脉硬化，比中风来得更早

　　提到心脑血管病，我们最常听说的就是"动脉硬化"，那么，动脉硬化是什么呢？

　　动脉硬化分为动脉粥样硬化和小动脉硬化，也就是说，动脉硬化是包含了动脉粥样硬化的，是脑血管病（脑梗死、脑出血等）最常见的病因。想要了解它，我们需要先简单了解一下动脉血管的基本结构。

》 动脉血管壁的分层

　　作为非专业人士，你只要知道，血管壁分为内膜、中膜和外膜三层。内膜直接接触血液，由内皮细胞构成，像拼图一样严丝合缝地拼接在一起，使得血管的内壁变得光滑，不容易形成"血栓"；中膜是一层由弹性纤维和肌肉构成的界面，又称"弹力层"，动脉血管之所以强韧有弹性，就是因为这个结构，血管舒张和收缩也是靠中膜实现的；外膜是血管最外的一层，你可以把它理解为血管外边的"保护膜"。

动脉血管壁的分层

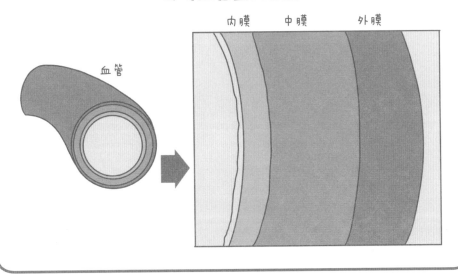

血管　内膜　中膜　外膜

疾病小知识：动脉硬化的危害

（1）引发心脑血管病，如心绞痛、心肌梗死、脑梗死、脑出血等疾病发生。

（2）引发其他大血管病变，如下肢动脉硬化症、肾动脉狭窄、顽固性高血压、血管内膜破损、动脉瘤等。

（3）造成肾脏功能障碍，导致肾脏过滤功能下降，影响肾脏功能。

（4）造成其他小血管病变，比如视网膜血管病变，导致视力下降，甚至失明。

》 动脉变硬的原因是什么

动脉硬化是一个逐步发展的过程，从我们出生的那一刻开始，这个过程就已经启动了，就像是汽车或电子产品，从入手的那一刻起，就进入了"损耗期"。

健康人的血管像是新的电线，柔软、有弹性，动脉硬化的血管像厨房里的老电线，又硬、又厚、又脆。血管是血液流通的管道，血管变硬影响血压波动，变厚，容易堵塞造成心梗脑梗等问题，变脆，容易破裂出血。厨房里的电线为什么会比其他地方的更容易损坏呢？因为油烟有腐蚀作用。同样的道理，我们的血管里面也存在着油、糖、盐等成分，当脂质成分过多时，就容易在血管的管壁内造成沉积，血糖过高也会直接损伤血管内壁（内皮细胞），过高的血压更是直接冲击血管管壁。除此以外，烟草中的有害物质、酒精的损害、肥胖少动等问题带来的血脂、血糖、血压问题及相关激素内分泌的变化，都可能会造成我们血管的硬化，甚至一些炎性病变也会造成血管损伤。

▶1.动脉粥样硬化

　　动脉粥样硬化是动脉硬化的一种，主要影响大、中血管。最开始，各种有害因素损伤内皮层，导致局部结构不完整。此时，血液里的胆固醇等脂质成分便开始沉积，并且"渗透"到血管的内膜和中膜之间，同时又会"招惹"一些喜欢吃油脂的细胞聚集过来，这些油脂成分和"吃撑"了的细胞（泡沫样细胞）就一起占据这片地方并且慢慢壮大，为了不被血流冲走，它们还会在靠近血流的那一面形成一层纤维膜，最终形成动脉粥样硬化性斑块，也就是很多人体检中查到的"斑块"。有些斑块在高压的动脉血管中并不是那么稳定，一旦斑块破裂，往往很容易在局部形成血栓，进而引起脑梗死等脑血管病。

　　即使斑块没有脱落，本来结构清晰、弹性十足的动脉血管由于出现了这种长在血管壁里的"黏糊糊""硬邦邦"的小疙瘩，就会变硬，弹性也会下降。如果不进行干预，疙瘩往血管壁内生长，越长越大，占据空间，最终就会造成血管狭窄甚至闭塞，同样会引发各种脑血管病。

动脉粥样硬化的进程

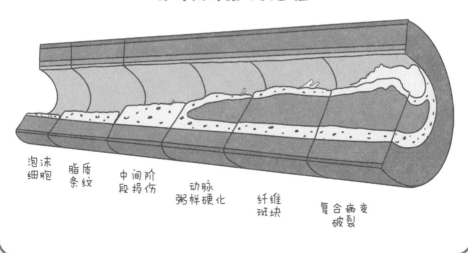

泡沫　　脂质　　中间阶　　动脉　　纤维　　复合病变
细胞　　条纹　　段损伤　粥样硬化　斑块　　破裂

▶ 2. 小动脉硬化

小动脉硬化是动脉硬化的另一种形式，主要见于小管径的血管，引发病变的原因目前认为主要是高血压。我们身体内的血管就像橡皮筋一样，血管内的血压过高，血管中间的弹力层就会像橡皮筋一样被过度拉伸，时间长了就会导致弹性下降。然而，橡皮筋是死的，血管却是活的，为对抗这一过高的压力，它就让自己变得更厚。血管壁增厚后，弹性就会变差，并且导致管腔狭窄。这时，一旦有血压波动，比如血压偏低时，血管不能及时舒张，让更多的血液进来，就会造成缺血。反之，当血压陡然升高时，缺乏弹性的血管壁就更易破裂、出血，这也是造成脑出血的常见原因。

 彩虹医生说

有些老年人喜欢定期输液"冲洗血管"，认为这样可以预防心梗、脑梗、动脉硬化等。这种所谓的"冲洗血管"，其实就是静脉输注活血化瘀的药物，目前并没有确切的医学证据证明该方法能预防脑血管病。要预防动脉硬化、各种脑血管病，关键还在于控制危险因素，如控制血压、血脂、血糖，积极治疗心脏病，必要时在专业医生的指导下服用阿司匹林等抗血小板聚集和他汀类稳斑调脂药物。

腔隙性脑梗死、多发性脑梗死都是什么

1分钟认识腔隙性脑梗死

腔隙性脑梗死是缺血性脑血管病诸多类型中的一种。在医学定义上，这种脑梗死其实是大的脑动脉分出的单个小血管闭塞引起的非皮质性小梗死，也就是细小的动脉血管闭塞引起的脑部较深部或脑干上体积较小的梗死。一般情况下，这种梗死都是多发的，所以体检时的 CT 或核磁共振片子上往往会显示有多个这样的小病灶。

腔隙性脑梗死的症状

大多数患者都是在体检时才发现有腔隙性脑梗死，但自己却没有任何感觉。有的人是感到有头晕、头疼等不适，去查 CT 或核磁共振时发现的。所以，腔隙性脑梗死很多时候并不会引起明显的脑功能障碍。

当然，也有一部分人会表现出一定的症状，比较常见的就是下面这几种：

▶ 1. 一侧或单只胳膊、腿乏力

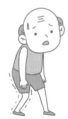

这种乏力通常并不严重，只是感觉力量减弱，并不会引起明显的瘫痪。除此之外，有些人还可能出现一侧的嘴角歪斜，但不伴有言语障碍、感觉障碍等其他情况。45%~57% 的患者有这种症状。

▶ 2. 一侧或单只胳膊、腿麻木

这一情况与上一种类似，只是症状由乏力变成了麻木，也可能存在一侧面部的麻木。7%~18% 的患者有这种症状。

▶ 3. 一侧或单只胳膊、腿乏力和麻木

简单说来，这是上述两种情况的叠加，医学上称其为感觉运动性脑卒中。15%~20% 的患者会同时出现一侧胳膊和腿的乏力、麻木。

▶ 4. 一侧或单只胳膊、腿活动不灵活

这里所说的"不灵活"通常不是因为无力造成的，而是"不准确"，比如我们要去拿桌上的水杯，既需要上肢与手有一定的力量，还需要准确地拿到，但这类患者有力量，却没有准确度。这种情况也称"共济失调"，3%~18% 的患者出现过这种症状。

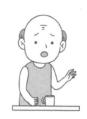

▶ 5. 说话含糊，单手笨拙、乏力

说话听起来有点"哑嗓子"的感觉，有时还伴有吞咽困难或喝水呛咳，同时出现某只手活动笨拙和轻微无力。这种情况相对少见，仅 2%~6% 的患者出现过这种症状。

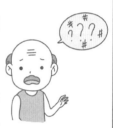

以上这 5 种情况一般都是急性起病，在较短时间内就会出现。如果这时没有引起足够的注意，使脑部反复出现腔隙性脑梗死时，就会使量变引发质变，出现比较严重的症状。

▶ 6. 痴呆、大小便失禁

大脑是个"司令部"，如果这个"司令部"的多个"部门"出现状况，就会使整体运行不畅，这时就会导致人反应迟钝，无法上行下达，人可能就会变得"痴呆"。

大脑本身已受损，再加上大小便控制中枢处于容易发生腔隙性脑梗死的部位，就会导致大小便控制不好，进而失禁。还往往会伴有以上 5 情况的一种或几种。痴呆和失禁不是一次腔隙性脑梗死导致的，是脑部反复梗死后的结果。所以，患者的症状往往不是那么"急性"，而是有缓慢加重的趋势，但量变到质变之间也是有迹可循的，在医生的仔细询问下，很多家属会发现有某个"质变"的时间点。这类情况被称为"多发皮质下梗死和痴呆"。

TIPS

与其他缺血性脑血管病相比，腔隙性脑梗死至少在症状发作后长达 1 年内拥有更好的预后，即出现症状的那部分患者与其他脑血管病患者相比，在 1 年内的复发率、致残率、死亡率等均相对较低。所以，只要及早发现、积极治疗、日常注意预防，大部分患者还是预后良好的。但如果不注意控制，疾病反复发作，被损伤的脑细胞就很难再生，就算预后良好的腔隙性脑梗死，多次反复发作后也可能面临血管性痴呆的风险，而痴呆往往是不可治愈的。

» 多发性脑梗死和腔隙性脑梗死是一个意思吗

前文里我们提到腔隙性脑梗死往往是多发的，有些患者就会有疑问：有时候在报告单上也会看到"多发性脑梗死"这个词，那腔隙性脑梗死和多发性脑梗死是一个病吗？

其实，多发性脑梗死并不是一个具体疾病的名称，准确地说，它是 CT 和核磁共振等医学影像学上的诊断名词。说直白一些，就是 CT 和核磁共振等在拍片子检查中，医生在片子上看到患者脑部的影像，再结合患者的年龄、症状以及是否有高血压、糖尿病等基础病的病史诸多信息进行综合分析后，给出基于影像学上的诊断。也就是说，当医学影像科的医生在 CT 或核磁共振片子上看到两处或两处以上的"梗死灶"，就可以报告"多发性脑梗死"了。

简单地说，"腔隙性脑梗死"和"多发性脑梗死"并不是一个维度的概念，"腔隙性"强调脑梗死疾病发生的范围小，"多发性"则强调发现脑梗死病灶的数量多。

VS

腔隙性脑梗死　　多发性脑梗死

» 多发性脑梗死有哪些表现

多发性脑梗死的症状与其他常见脑血管病的症状相似，比如一侧肢体无力、麻木，嘴角歪斜，喝水呛咳、吞咽费力、构音障碍，视力障碍，以及肢体抽搐、意识障碍、精神行为不正常等。至于具体引起何种症状，关键看梗死的部位和影响的脑区的大小。

但是，有些多发性脑梗死可能没有症状，很多人也是在健康体检或感到头痛、头晕时做 CT 或核磁共振发现的。所以，多发性脑梗死也未必会引起明显的脑功能障碍症状。不过，这并不表示我们可以对它视而不见，既然已经提示有多处的梗死性病灶出现，就提示你的脑部已经出现了问题，一旦出现症状甚至严重症状，再想治疗就没有那么容易了。

 彩虹医生说

有些患者问到，腔隙性脑梗死是不是就是毛细血管堵塞？当然不是。腔隙性脑梗死是较大的脑部动脉的小分支动脉血管引起阻塞导致的，而毛细血管是组织器官中供应营养、排出代谢产物、进行气体交换等加工和利用血液的血管，它与小动脉分支不是一个概念（毛细血管要更加纤细）。一般来说，毛细血管会连接成网状，进端是小动脉，出端是小静脉，就算个别毛细血管堵塞，也很少会出现症状，更难以在 CT 或核磁共振上发现它的存在。

头痛、头晕是因为"脑子病了"吗

　　我跟一些网友交流时，常有网友说自己经常头痛或头晕，担心是中风，甚至是脑瘤等脑部疾病，但到医院检查，又没有查出相应问题，或者查出的问题解释不了其症状。这到底是怎么回事？头痛、头晕的"老毛病"到底与脑子有没有关系呢？

　　头痛、头晕都是很常见的临床症状，引起它们的原因众多，虽然少部分确实和脑部疾病有关系，但大部分情况下却未必是"脑子病了"引起的。那么除了脑部疾病外，还有哪些原因呢？我们一起来看看。

》 1分钟认识头痛、头晕常见原因

▶ 1. 一般内科疾病

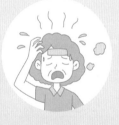

　　发热、高血压、低血压、低血糖、贫血等一般内科疾病，都会引发头痛、头晕。

　　其中，最为人所熟知的就是发热了。一旦体温升高，人就免不了会出现头胀、昏沉等症状，老百姓常说的"头疼脑热"就把头痛和发热联系在一起了。但发热的原因可能是肺炎、胃肠炎等炎症性疾病，也可能是血液系统问题，甚至可能是自身免疫性疾病。因此，不要因为发热引发头痛、头晕很常见，就忽视它。

　　血压的过高或过低都有可能导致头晕不适。血压过高会引起头痛，有时候可能是较为剧烈的头痛症状；血糖过低会引起头晕、心慌、出汗等症状；贫血也可能会导致头晕、四肢乏力等症状。

21

▶ 2. 心理和睡眠问题

当下，由于生活节奏的加快和生活压力的增大，很多人会出现入睡困难、早醒、夜间反复醒来，甚至常常彻夜难眠等睡眠问题，睡不着就容易胡思乱想，久而久之会引发焦虑或抑郁情绪等心理问题，进而进一步影响睡眠。当然，有些人是因为先影响了情绪造成心理问题，进而影响了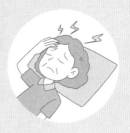
睡眠。而充足且高质量的睡眠是人保持良好状态的必需品，当一个人长期睡眠不足时，必然引起次日精神状态不佳，进而出现昏沉不适，有"轻飘飘""不稳当"的感觉，同时伴有头胀、头痛也很常见。

除了心理问题引起的睡眠障碍，阻塞性睡眠呼吸暂停也是常见的导致白天精力不济，头痛头晕的常见原因。这是一种夜间鼾声如雷且伴有不断出现的短时间呼吸停顿的疾病，肥胖的中年人相对高发。

▶ 3. 五官问题

青光眼、鼻窦炎、牙源性疼痛等均可能导致头面部的痛感，有时候患者自己也感觉五官问题导致的疼痛不易和头痛区别。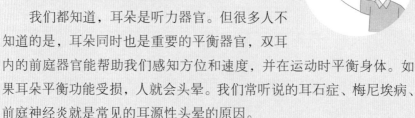

我们都知道，耳朵是听力器官。但很多人不知道的是，耳朵同时也是重要的平衡器官，双耳内的前庭器官能帮助我们感知方位和速度，并在运动时平衡身体。如果耳朵平衡功能受损，人就会头晕。我们常听说的耳石症、梅尼埃病、前庭神经炎就是常见的耳源性头晕的原因。

此外，如果我们的两只眼球活动不能同步或视力、视野差距过大的时候，两眼看到的东西就会差别很大，传输进大脑就会出现信息差异，也会引起头晕，就像很多近视的朋友，有的人两眼视力差异过大，也会容易头晕。

▶ 4. 心脏问题

心脏就是我们身体的"血泵"，负责把血源源不断地供往全身。而脑是用血大户，仅占体重 2%～3% 的脑占用了心脏输出量的 20%，如果心脏的泵血功能出现问题，即使时间很短暂，也可能引起脑部症状，其中就有可能伴有头晕等症状，特别是影响到耳部、小脑等重要平衡器官血供的时候。

▶ 5. 颈椎问题

"颈椎病容易引起头痛头晕"是老百姓根深蒂固的认识误区，其实目前的医学认为颈椎问题导致的头晕罕见。颈椎病和头痛的关系很复杂，一般情况下，颈椎问题引起的头痛往往有明确的时间顺序关系，颈部活动时头痛也往往会加重，当颈部问题改善或解决后，头痛也往往会随之缓解或消失。

其实，我们只要知道两点就好：第一，可引起头晕的颈椎病很少很少，最多不会超过所有颈椎病的 5%；第二，颈椎病引起的"晕"是天旋地转的眩晕，且往往还伴有行走不稳、肢体麻木无力、言语不清等相关症状，如果仅仅是不清醒、昏昏沉沉的晕，则和颈椎没啥关系。

≫ 需要警惕的几种头痛、头晕

▶ 1. 头痛、头晕伴随全身性症状或疾病

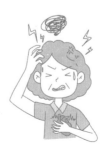

在头痛、头晕的同时，如果你还伴有发热、胸闷、憋喘等情况，或者已经怀孕时，要及时到医院检查，寻找导致头痛、头晕的"根源"。

▶ 2. 头痛、头晕伴随神经系统问题

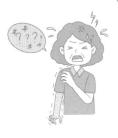

头痛或头晕发作时,伴有言语含糊,偏身无力、麻木,嘴角歪斜,喝水易呛,视力障碍,意识模糊,精神行为异常、颈部抵抗,肢体抽搐等,一定要及时到医院就诊,不要延误了治疗。

▶ 3. 突然发生的头痛、头晕

以前你从来没有过头痛,但某一天突然出现了较为剧烈的头痛,就要警惕了。如果你是 40 岁以上的中老年人,突然感觉头痛欲裂,与以往感冒发热引起的"头痛脑热"完全不同,甚至是之前从未经历过的头痛,则一定要及时到医院就诊。

以往有过头痛或常常头痛的朋友,如果你近期感觉头痛特点发生了变化,比如原来是闷痛,现在是跳痛、刺痛,或者原来是一两个月痛一次,现在几乎天天痛,或者是感觉头痛明显比以前加重了,持续时间也比以前明显延长了,或者出现了一定的药物反应,如服用以前常用的止痛药效果不好了,同样要及时就医。

头晕也是如此,对于突发的头晕,特别是天旋地转的眩晕,站立不稳,甚至晕倒并失去意识(晕厥),都需要重视,虽然这些症状未必都是脑部疾病引起的,但也都有去医院看一下的必要。

▶ 4. 其他信号

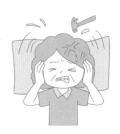

如果你近期有过头部的外伤,或者在做手术后出现头痛或头晕,或者从睡梦中被痛醒、感觉明显头晕,又或是深呼吸时发现头痛明显加重,或者咳嗽、用力、性行为时也会出现头痛等,也不能耽误,要尽快就诊,让专业的医生来帮你判断是不是"脑子病了"。

疾病小知识：特殊人群的头痛、头晕预警

患有高血压、糖尿病等慢性基础病的中老年人，要特别注意是不是头部或身体其他部位的病变导致的头痛、头晕。

孕妇及产后妇女容易因子痫、脑静脉回流受阻、血管病态痉挛、腰麻后脑脊液外漏或临产用力后硬脊膜撕裂而导致颅压过低，引发头痛。

癌症患者会因为肿瘤的脑转移或并发感染而出现头痛。

免疫力低下的人群也容易出现头痛，如接受过移植手术、长期使用免疫抑制剂的患者或艾滋病患者等，都容易出现感染及血液系统疾病，诱发头痛。

》头痛、头晕怎么办

▶ 1. 及时就医

如果出现上文中所提及的危险信号，一定要及时就医，不要拖延，请专业医生来帮忙排查可能引发头痛或头晕的原因，同时也能及早发现病症，及早治疗。

▶ 2. 留意头痛、头晕时及前后的特点

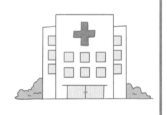

为了方便医生更有针对性地排查病因，你在出现头痛时一定要尽量留意头痛或头晕的特点，以及一些其他的身体状况。

比如：头痛是"突然疼起来的"还是"慢慢疼起来的"？是"以往经常疼，今天格外重"还是"从没体验过的剧烈头痛"？是"一直疼"还是"一阵阵儿地疼"？有没有出现发热现象？在疼之前，有没有特殊的情况发生？头晕是昏昏沉沉、头重脚轻的感觉，还是伴有天旋地转的眩晕感，头晕症状出现时

或出现后有没有失去意识？头晕症状与头的位置变化有没有关系？头晕症状是持续存在还是一阵阵地发作？

如果你能把这些相关的信息叙述详细，医生的诊断思路就会更加清晰，以便能更快地帮你找出病因。

▶ 3. 尽可能保持平静

有些头痛、头晕症状可能是由急性脑血管病等问题导致的，情绪波动会造成血压较大的波动，更容易导致病情加重。

所以，当遭遇突如其来的、与以往不一样的头痛或头晕时，特别是伴有肢体无力，言语含糊，甚至意识障碍，自己或家属应及时拨打"120"求救，之后尽量让自己保持情绪平稳，切忌浪费时间和体力自己去揉捏穴位、扎针放血，以免错失最佳治疗时机延误病情。

TIPS

通过调整生活习惯也可缓解慢性功能性头痛（如偏头痛等），比如：不要熬夜，养成规律的作息；避免过度饮酒和饮用含有咖啡因的饮料；避免做一些容易引起头痛的事，如强光刺激；学会放松情绪，工作压力大时，可寻找一些有益的放松方法，如跑步、看电影、听音乐等。

彩虹医生说

研究显示，在典型的偏头痛或紧张型头痛的人群中，血压几乎对头痛不会产生影响；有些研究还提示，较高的血压会降低非偏头痛性头痛的程度。不过，对于高血压病患者来说，过高的血压导致头痛的现象仍然是存在的。

发现颈动脉斑块后，该如何应对

在进行健康体检时，很多中老年朋友，甚至中青年人查出有"颈动脉斑块形成"或"动脉内中膜增厚"。这个"斑块"到底是"何方神圣"？它到底对我们的健康有怎样的危害？

》 1分钟认识颈动脉斑块

在体检过程中，如果彩超检查显示有颈动脉斑块，其实是提示你颈动脉血管上发生了动脉粥样硬化。在前面的章节，我们已经提到了动脉粥样硬化形成的过程。斑块，简单说来就是动脉内膜因为种种原因（最常见的就是"三高"，吸烟、酗酒、高同型半胱氨酸血症等）引起损伤后，以低密度脂蛋白胆固醇为代表的一些脂质成分和细胞成分就会沉积下来，并越长越大，久而久之就会形成"斑块"。

疾病小知识：斑块形成伴钙化

当动脉粥样硬化斑块越长越大时，其中的细胞就需要大量的营养和氧气供应，于是，斑块就会利用血管壁外膜层给血管壁供血的微血管网来给自己供血供氧，以利于自己"做大做强"。即便如此，越来越大的斑块仍然无法获得足够的血液供应，这时就会出现坏死的斑块，并会引起钙盐的沉积，这就导致了"斑块形成伴钙化"。

》 颈动脉斑块的危害

▶ 1. 斑块溃疡形成与破裂

斑块并不是简单地附着在血管壁上，而是深深"扎根"于血管壁上的一团异常组织结构，一旦它内部的脂质成分增多，就容易出现破裂。斑块一旦破裂，创面上凹凸不平的暴露面就容易引起血液中血小板等有形成分的聚集，进而很快地形成血栓，很多时候血栓会在很短的时间内造成血管的明显狭窄，血流受阻，甚至直接堵塞管腔，造成"梗死"。且这个新形成的血栓往往不稳定，会随时破裂，随着血流冲向远端，还可能造成远端血管堵塞。

▶ 2. 斑块内出血

斑块形成处的血管壁很薄弱，容易破裂出血，而斑块内出血又会直接造成斑块的迅速扩大。

▶ 3. 管腔闭塞

随着斑块的扩大，它会逐渐向管腔内生长，直至将整个管腔堵死。如果这个过程是缓慢出现的，还能给供应大脑的血液调整留出时间，不至于出现大问题；如果斑块破裂后急性血栓形成，管腔在很短时间内就闭塞了，那么患者将出现严重的脑梗死症状，甚至会危及生命。

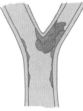

▶ 4. 形成动脉瘤

斑块破裂，溃疡面比较大且深时，此处的血管壁就会变得相对薄弱。此时薄弱的血管就会像吹气球似地膨胀起来，形成动脉瘤。如果"吹爆"了，血管就会破裂出血，后果可想而知。

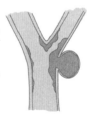

颈动脉斑块在中早期且稳定的状态下，往往不会引起任何症状，所以很多人只有在体检中才会发现它，但斑块一旦足够大，就有可能引起血流供应问题，进而引起脑部缺血性症状。如果斑块破裂，将会引起急性脑梗死，这也是很多脑梗死患者的直接病因。

另外，当颈动脉查及斑块的时候，提示全身动脉硬化已然出现，心脏血管、肢体、躯干大动脉往往也存在动脉硬化问题。

这两种颈动脉斑块不用怕

颈动脉斑块的治与不治，医生是会根据具体情况具体处理的。如果是下面几种情况，斑块就无须治疗：

▶ 1. 尚在摇篮型

颈动脉斑块的形成也是有一定规律的，并不是一下子就长成了"大恶霸"，如果它尚且处于摇篮期，即彩超报告上显示"颈动脉内中膜增厚（IMT）"时，通常不需要予以特殊处理。但需平时积极检查并控制高血压、糖尿病、

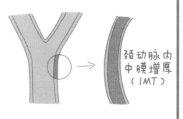

血脂异常等相关危险因素，并要求戒烟限酒，低盐低脂饮食，坚持适度体育锻炼，注意合理的作息。

▶ 2. 安分守己型

如果你的检查报告单上显示的是"颈动脉斑块形成"，就需要进一步明确斑块的性质。若医生经过诊断认为它属于"非易损斑块"，

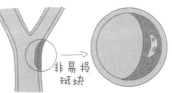

即不易破裂和脱落，并结合综合诊断认为它整体风险较小时，也可以暂且不予处理。但定期复查，戒烟限酒，控制"三高"，饮食、运动的要求都是必需的。

TIPS

出现颈动脉斑块，有时无须治疗，并不等于无须关注。因为即便是最初期的动脉内中膜增厚，也是动脉粥样硬化的表现。如果不注意，任其发展下去，结果很可能会在不久后出现心肌梗死、脑梗死、脑出血等严重后果。

≫ 这些颈动脉斑块必须治疗

当你的检查报告中发现有"斑块形成"，甚至是"斑块形成继发管腔狭窄"，除了前面提到的"安分守己"型斑块外，其他基本都需要积极治疗。尤其是已经出现心梗、脑梗等问题的患者，更加需要寻求医生帮助，积极配合治疗。医生会根据你的实际情况，最终决定是进行药物治疗，还是手术治疗。

即使是可以暂不额外加用药物或其他疗法的斑块，大家也需注意，戒烟限酒、合理饮食、适度锻炼、规律作息也是必须坚持的，并且以往有"三高"问题的朋友，需更加密切关注异常指标，切记要让其达标。

TIPS

颈动脉斑块一旦形成，很难彻底消除，生活干预与药物治疗都只能阻断它的进展，往往只能实现有限程度的逆转。即使通过手术治疗，也只能针对颈动脉斑块狭窄严重的部位进行治疗，而对动脉其他部位的硬化斑块却是"心有余而力不足"，无可奈何。因此，预防斑块发生，意义重大。

彩虹医生说

颈动脉斑块的病因通常是动脉粥样硬化。总体来说，导致斑块形成的原因主要有高血压、高血糖、高血脂、高同型半胱氨酸血症、肥胖、吸烟、酗酒等因素，这类因素称"可干预的危险因素"，通过改变生活习惯、适度体育锻炼、坚持药物干预等方式是可以控制和延缓动脉硬化的发生、发展的。此外，年龄、性别、遗传、种族等因素也是斑块形成的影响因素，但这些因素是不可控的，称"不可干预的危险因素"，但我们仍然可以通过积极健康的生活方式予以部分抵消它们的影响。

🌸 脑子里这两种"瘤"可不是肿瘤

有一次，我给一位患者做检查时，发现他患的是脑海绵状血管瘤。可当我把这个诊断结果告知他时，他却突然变得焦虑起来，反复地问我："这个'瘤'是良性的还是恶性的？要不要做手术，我还能活多久？"

原来，他是把这个"瘤"当成肿瘤了，以为是癌症，其实这并不是肿瘤。

≫ 揭开大脑内两种"瘤"的神秘面纱

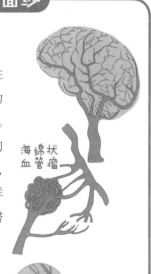

▶ 1. 海绵状血管瘤

脑部的海绵状血管瘤并不是肿瘤，而是先天性脑血管畸形中的一种，在所有人群中的发病率约为0.4%。通常认为这种疾病与基因突变及遗传有关系。

说得再简单些，就是脑子里长了一团"乱了的血管"。我们的大脑血管构成类似于"树干—树枝"，如果局部血管长乱了，长成一团类似于毛线团一样的东西，就会表现为瘤状的团块，里面充满了淤滞的血液。

海绵状血管瘤

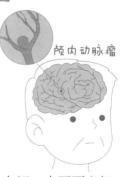

颅内动脉瘤

▶ 2. 颅内动脉瘤

另外还有一种瘤，也容易被误认为是脑瘤或癌症，就是颅内动脉瘤。我们的动脉血管是有弹性的，就像橡胶管，如果管壁局部受损或管内压力过高，就可能导致血管局部膨胀，这时在动脉血管上就会鼓出一个包，这个包就是颅内动脉瘤。

所以，如果你在自己的检查报告单上看到这两个名词，大可不必担心自己得了癌症。但尽管不是癌症，这两种"瘤"也有一定的危害。

海绵状血管瘤和颅内动脉瘤的危害

▶ **1. 海绵状血管瘤的危害**

（1）出血。

既然是"长乱了"的血管，它里面就淤滞了较多的血液，当血的流量较大时，就会从血管壁外渗，出现瘤体周围反复地少量渗血。当然，也有些时候会有较大的出血量，出现类似于高血压性脑出血的情况。

（2）占位效应。

海绵状血管瘤是一团异常结构，会占用正常脑组织的空间，导致神经受到压迫。

（3）癫痫发作。

占位效应和反复渗血会对周围的正常脑组织产生刺激。如果是在较为容易引发癫痫的脑区，如脑皮层等部位，还可能导致脑部异常放电，最终引起癫痫发作。

▶ **2. 颅内动脉瘤的危害**

（1）出血。

颅内动脉瘤就像一个鼓包的车胎一样，局部的膨隆会让血管壁越来越薄，一旦破裂，就会有血流渗出，造成脑出血或蛛网膜下腔出血。蛛网膜下腔出血最常见的症状就是患者突然出现剧烈头痛，医学教科书中对此的描述是："患者会描述为'一生当中经历的最严重的头痛'。"可见其严重程度，这种出血严重时可导致患者昏迷甚至危及生命。

（2）占位效应。

这一点与海绵状血管瘤类似，尽管它们所在的位置不同，但正常情况下，动脉血管与脑组织挨得很近。一旦动脉上鼓出了包，也会很容易压迫到脑组织或神经，尤其以压迫动眼神经最常见，导致出现相应的症状，如看东西重影、畏光、视力障碍、面部疼痛甚至偏瘫等神经功能障碍的症状。

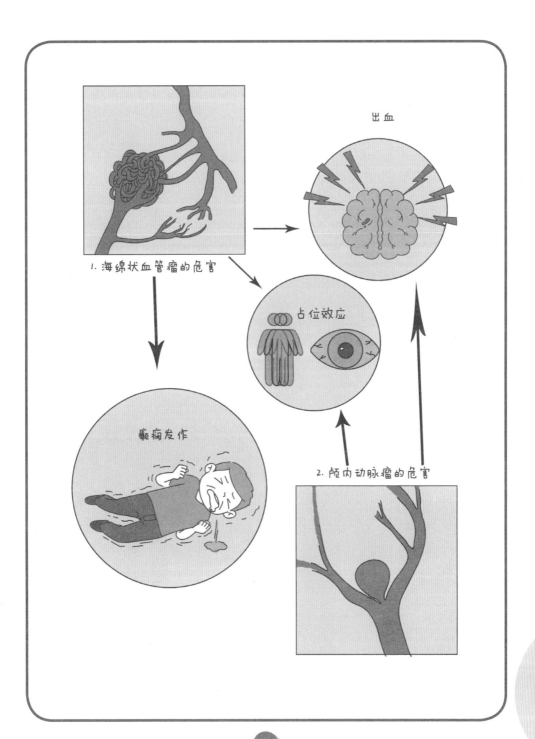

出血

1. 海绵状血管瘤的危害

占位效应

癫痫发作

2. 颅内动脉瘤的危害

》 发现两种"瘤"怎么办

一般来说，对于没有引起上述症状的海绵状血管瘤不用进行干预治疗，只要定期复查随访，观察其是否存在变化即可；如果已经出现了明显症状，如出血、进行性神经功能障碍、难治性癫痫等情况，可能需要外科手术切除，但这需要正规医院神经外科医生的专业评估。

对于颅内动脉瘤的处理方法，通常取决于它的大小和位置。可以说，大多数的动脉瘤，特别是小动脉瘤，破裂的可能性很小，只要定期复查、随访即可。但如果已经出现症状，甚至已造成出血，就需要寻求医生的积极处理了。

》 颅内动脉瘤的两种治疗方法

▶ 1. 介入腔内修复术

介入腔内修复术即通过类似于心脏放支架的介入手术方法，用特殊器械将鼓出的动脉瘤从血管内给填塞住，这样血流的冲击就不会进一步影响薄弱的瘤壁，也不容易破裂出血了。

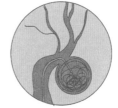

▶ 2. 外科手术夹闭术

外科手术夹闭术就是通过外科手术将动脉瘤暴露出来，再在血管瘤的根部（瘤颈）夹闭，让血流无法影响薄弱的瘤壁，也就不容易破裂了。

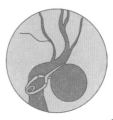

 彩虹医生说

冬季是脑血管病多发季节，因为寒冷刺激会令血管猛然收缩、血压升高，容易使本来就脆弱的脑血管破裂而引起脑出血，而且还容易使血液黏稠度增高而发生血栓。因此在寒冷的冬季，中老年人，特别是有"三高"的朋友们要注意，注意监测血压、血糖，户外活动时注意保暖。

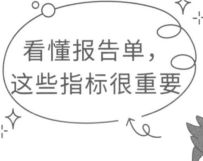

第二章

看懂报告单，
这些指标很重要

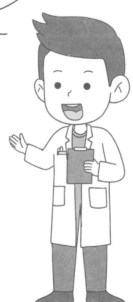

如何从体检报告中判断你是否容易中风

作为一名神经科医生，我经常被身边的亲朋好友咨询有关脑血管健康方面的问题，其中最多的就是帮忙看健康体检报告。在这里我就详细地为你解读一下怎样看体检报告，哪些指标显示你的血管有异常，让你学会根据报告上的各项指标自行判断是否容易患上脑血管病。

» 1分钟了解体检报告中与中风相关的指标

很多基础疾病都容易成为引发中风的危险因素，所以在体检报告中，有一些指标是与中风相关的。一般与中风的发生密切相关的因素包括血压、血脂、血糖、心律、同型半胱氨酸、体重等。此外，精神心理因素、不良的生活习惯、所服用药物，以及一些不可控的危险因素，如年龄、遗传、环境、职业等，也要考虑在内。

医生在判断患者是否容易中风时，通常会结合体检报告和患者的实际情况来诊断。

» 判断体检指标是否异常的方法

拿到体检报告后，我们该怎么看，才能知道自己的体检指标是不是有异常呢？

这几个关键指标，我分别给大家讲解一下。

▶1. 血压

高血压是中风最常见且最重要的危险因素。研究证实，排除其他因素，当收缩压（高压）每升高 10mmHg(1mmHg=0.133kPa)，中风相对发病危险就增加 49%；舒张压（低压）每升高 5mmHg，中风相对发病危险就增加 46%。另外，高血压和痴呆也有较明确的相关性。据研究，如果一个人中年时发生高血压，认知功能障碍风险增加 55%，执行功能障碍风险增加 22%，阿尔茨海默病（最常见的痴呆类型）风险增加 19%。因此，在体检报告中，血压应该是你重点关注的指标。

▶ 2. 血脂

血脂异常与中风发病率之间也存在着明显相关性。曾有一项囊括 30 多万人的大型临床研究发现，当血脂中的总胆固醇每升高 1mmol/L，中风的发生率就可增加 25%。另外还有研究发现，高密度脂蛋白胆固醇（HDL-C）每升高 1mmol/L，脑梗死缺血性中风的发病风险会减少 47%。而非空腹甘油三酯水平每升高 1mol/L，脑梗死等缺血性中风发病风险则会增加 15%。

▶ 3. 血糖

糖尿病也是引发脑血管病的一个重要危险因素，大约有 20% 的糖尿病患者最终都死于脑梗死、脑出血等脑血管病。

如果你的空腹血糖值在 5.6~6.9mmol/L，就属于临界高血糖，为空腹血糖异常；如果两次以上测得空腹血糖达到 7.0mmol/L，则属于医学上认定的糖尿病标准了。当血糖异常时，也意味着你必须要重视它了，既要积极控制血糖，还要预防中风的发病风险。

▶ 4. 心电图

俗话说"心脑是一家"，心、脑疾病之间有着千丝万缕的联系，目前认为与中风关系最大的心脏疾病是心房颤动，而心房颤动是可以通过心电图发现的。所以，当你的心电图上显示有心房颤动的话，一定要及时到正规医院心内科就诊，尽早诊治，警惕其引发中风等严重疾病。

▶ 5. 同型半胱氨酸

很多人可能没听过同型半胱氨酸这个名称，这个项目在体检报告中也不起眼。但从医学角度来讲，同型半胱氨酸的异常同样需要引起我们的注意和重视。据 2016 年我国研究高血压最权威的几个专家组共同制订的《H型高血压诊断与治疗专家共识》指出，我国高血压患者中有约 3/4 伴有高同型半胱氨酸血症。

疾病小知识：同型半胱氨酸到底是什么？

同型半胱氨酸其实是一种氨基酸（甲硫氨酸）在人体内代谢过程中的中间产物，一旦升高，就会加速动脉硬化的进程，还会影响脂肪、糖和蛋白质的正常代谢。在医学上，健康成年人空腹血浆同型半胱氨酸平均水平小于 $10\mu mol/L$。当同型半胱氨酸水平大于或等于 $10\mu mol/L$，属于同型半胱氨酸异常，当同型半胱氨酸水平大于 $15\mu mol/L$，属于高同型半胱氨酸血症。

同型半胱氨酸升高的原因，除了基因遗传等先天因素外，最常见的原因就是摄入的维生素 B_6、维生素 B_{12}、叶酸不足。除此之外，甲状腺功能减退、慢性肾病、一些恶性肿瘤患者这项指标往往也会增高。

对于同型半胱氨酸 $\geq 10\mu mol/L$ 的人，建议首先通过饮食控制，要多吃富含叶酸的食物，如动物肝脏、绿叶蔬菜、豆类、柑橘类水果、谷类等。然而，食物的烹调过程会造成叶酸的流失，尤其在煮沸时损失更大，这也解释了为什么中国人青菜吃得不少，但还普遍存在叶酸缺乏的现象，因此，多食用新鲜果蔬就很重要了。

▶ 6. 颈部血管彩超

如果你的颈部血管彩超中提示有"颈动脉斑块形成""颈动脉内膜毛糙"等问题，表明你已经存在动脉硬化的问题，而中风最常见的病因恰恰就是动脉硬化。

▶ 7. 体重

老百姓有句话叫"胖人多中风"，其实是有一定道理的。现在已有研究证实，肥胖者发生脑梗死等缺血性中风的相对风险更高。特别是伴发高血压、心脏病及糖尿病的肥胖患者，相对更容易中风。

1分钟了解体检报告中与中风相关的指标

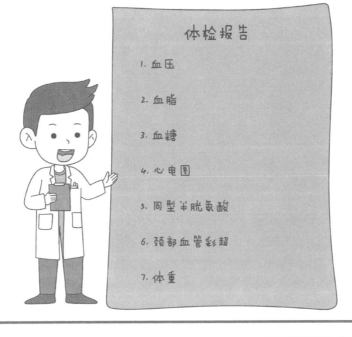

体检报告

1. 血压

2. 血脂

3. 血糖

4. 心电图

5. 同型半胱氨酸

6. 颈部血管彩超

7. 体重

TIPS

我们可以通过计算体质指数（BMI）来确定自己是否超重，具体公式为：体质指数（BMI）＝体重（kg）/身高（m）^{2}

体质指数（BMI）	身体情况
BMI=25～29.9kg/m^2	超重
BMI ≥ 30kg/m^2	已经步入肥胖行列
BMI ≥ 40kg/m^2	或存在共存疾病的情况下，BMI ≥ 35kg/m^{2}时，如高血压、糖尿病、高脂血症等，则表明已出现严重肥胖。

如果发现自己体检报告上的某些指标异常，我们该怎么办呢？

别着急，我们可以前往正规医院就诊，寻求专业医生的帮助，医生会根据你的具体情况，制定相应的检查、预防策略。

》可能需要继续做的检查项目

▶**1. 头颅 CT**

头颅 CT 也叫脑部 CT，是通过 CT（电子计算机断层扫描）对颅脑进行检查的一种影像学诊断方法。它能明确显示颅内是否有出血、钙化等，是急性期脑出血、蛛网膜下腔出血的首选检查。

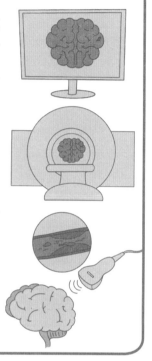

▶**2. 头颅核磁共振**

头颅核磁共振是利用核磁共振对脑部进行检查，观察脑部是否有病变的一种诊断方法。

▶**3. 经颅多普勒**

经颅多普勒是通过对颅内外血管的血流速度、血流方向、频谱形态、搏动指数等指标及与压颈试验相结合，来诊断颈部、颅内血管狭窄以及闭塞性病变，也用于侧支循环的评估，具有无创、便于随诊等特点，并且价格比较低廉。

疾病小知识：同样是给头部"拍片子"，核磁共振和 CT 有何不同呢？

1. 核磁共振没有辐射危害

和 CT 的射线成像不同，核磁共振是利用高场强磁场成像，从这个角度讲，核磁共振没有辐射危害。

2. 核磁共振能反映更多信息

核磁共振检查能利用不同成像方式反映出更多的脑部信息，特别是对于脑梗死等缺血性中风，可以更好地判断病灶的新旧程度；对于脑部炎症、肿瘤，核磁共振能提供更多的参考信息，更好地帮助医生做出诊断。

3. 核磁共振的劣势

核磁共振也有它的劣势。首先它的检查时间较长，不如 CT 便捷，其次因为机器价格更昂贵，检查费用也比 CT 高得多。另外，并不是所有问题都需要做核磁共振，比如脑出血急性期，CT 的检查准确率更高。且核磁共振检查因利用磁场作用，因此体内有钢板、钢钉、起搏器等金属植入物者不可做核磁共振检查。

不同的检查机构对以上项目所检查的结果可能略有差异，为此，我们尽量选择社会认可度高的医院或体检机构。当然，最后的检查结果只作为参考，具体病情还需要医生结合临床症状来进行诊断。

 彩虹医生说

有些时候，头颅CT检查未见异常，但患者却中风了，这是为什么呢？原因就在于患者得的是脑梗死，而梗死灶在 CT 上显影较慢，在我们检查时可能尚未显示出来。出血灶在 CT 上显影就很快，且往往清晰可见。所以，如果根据患者的症状体征，专业的医生怀疑患者中风，但颅脑 CT 未见明显异常，可以基本排除患者有脑出血现象，而考虑急性脑梗死。

血压多少算正常，如何测准血压

不知你发现没有，自己在家测量的血压与在医院测量的血压数值会有很大差异。这是怎么回事呢？难道是我们测量的方法不对吗？血压到底多少才算正常呢？

》 1分钟了解正常血压值

人的血压是在不断变化的，即使是在一天之内，也会由于饮食、情绪、睡眠、吸烟、饮酒等因素受到影响。

通常情况下，正常人的收缩压为90~130mmHg，舒张压为60~85mmHg，而最理想的血压为收缩压90~120mmHg，舒张压60~80mmHg。

》 怎样判断血压是否正常

当你的收缩压在120~129mmHg，或舒张压在80~89mmHg时，就被称为正常血压高值。也就是说，你的血压达到这个高度的话，未来发生高血压的概率较高，如果再有嗜酒、爱吃大鱼大肉的习惯或患有糖尿病等，进一步发展成高血压病的可能性就更大了。

而当你的收缩压高于或等于140mmHg或者舒张压高于或等于90mmHg时（请注意，无论是高压超标还是低压超标，甚至是都超标，都被认为是高血压），表明你已经患有高血压了。不过，高血压还分为三级，级别越高，说明情况越严重。

	收缩压	舒张压
1级高血压	140~159mmHg	90~99mmHg
2级高血压	160~179mmHg	100~109mmHg
3级高血压	≥ 180mmHg	≥ 110mmHg

血压控制到多少算"达标"

通常来说，没有其他慢性病的高血压患者，应将血压降至收缩压130mmHg、舒张压80mmHg；有糖尿病或慢性肾病的高血压患者，更要严格地控制血压，最好能将其控制在130/80mmHg以下。

对于年龄在65~75岁的老年人来说，我建议你最好能将血压控制在收缩压120~130mmHg，舒张压低于80mmHg；如果你的年龄已经在75岁以上，并有其他的慢性疾病，还存在"高压高，低压低（压差大）"的问题，特别是舒张压低于60mmHg的，我建议你适当放宽要求，把收缩压控制在130~140mmHg即可。

	收缩压	舒张压
正常	<130mmHg	80mmHg
65~75 岁	120~130mmHg	< 80mmHg
75 岁以上	130~140mmHg	

怎样准确测量血压

现在我们已经了解了血压的正常值，以及将血压控制在什么范围内才算合适，接下来我们就来学一学怎样在家里准确地测血压。

▶ 1. 准备测量条件

要想让血压测量更准确，我们应做好下面这些准备：

◆在测量前至少30分钟内，不能摄入含有咖啡因的饮料，如咖啡、可乐和某些运动饮料等，也不要做剧烈运动或吸烟。

◆测量前，要确保自己没有处于憋尿和憋便状态。

◆放松身心，坐在有椅背的椅子上，双脚平放在地板上，不要悬空或跷二郎腿；也不要坐在小板凳上，防止身体蜷缩在一起。向后靠住椅背，保持这个姿态至少 5 分钟，让自己平静下来，在这期间尽量不要说话，避免情绪波动。

◆掀开覆盖袖口位置的衣服，天气较冷时，还应脱掉测量臂膀的衣物，最多留一件薄的内衣。注意，是脱掉测量臂衣物，而不是将外衣卷上去或撸上去。

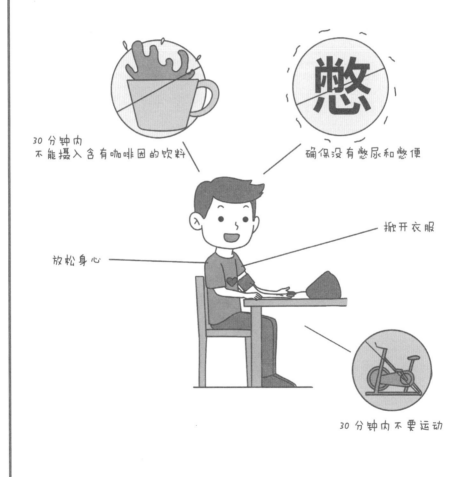

30 分钟内
不能摄入含有咖啡因的饮料

确保没有憋尿和憋便

掀开衣服

放松身心

30 分钟内不要运动

▶ **2. 正式测量血压**

在测量血压时，一定要选择合适的测量设备，建议你使用袖带式的电子血压计，并且最好能带有信息储存功能，以便能随时调取之前测的血压数据。

有些人喜欢用传统水银血压计测量。目前的观点，不推荐这种血压计，因为这种血压计测量比较复杂，不太好掌握要领，因此测出的数值也往往不够准确。

在正式测量时，你要遵循下面的步骤进行：

◆端坐在桌前（靠坐在有椅背的椅子上），保持"臂—心—器"处于同一平面上，即将前臂放在桌面上，使上臂、心脏（右心房水平，大致位于胸骨中点，即约在男性左侧乳头位置，女性应当在其平躺时的乳头位置）和血压计三者基本保持在一个平面上，这一点对于保证血压数值的准确很重要。

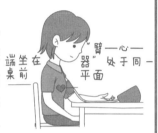

端坐在桌前 "臂—心—器"处于同一平面

◆双脚平放在地板上，尽量保持身体与大腿、大腿与小腿成90°左右的夹角。

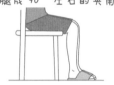

身体与大腿、大腿与小腿成90°左右的夹角

◆绑好袖带，袖带底部应直接放在肘前窝（胳膊弯）的上方1～2横指并保持肘部大角度弯曲（上下臂之间夹角应为钝角）。在袖带充气加压前，松紧度大约可容纳被测量者的两根手指，过松或过紧都容易造成血压测量值不准。

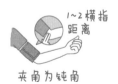

1～2横指距离

夹角为钝角

▶ **3. 血压测量的判读**

一般来说，每个人左右臂血压数值是存在一定差异的，右臂血压要比左臂稍高，差值在5~10mmHg，因此测量时通常会选择右臂来测量。如果

以往没测过两侧手臂的血压，建议测一次，以后就测高的那一侧，但如果高压相差 20mmHg 以上，建议你到正规医院心内科就诊，排除一些可能的血管问题。

要想让读取的数值更准确，你可以在测量血压时都选择同一手臂测量两次以上，然后采用所测平均值来估计自己的血压水平。而且在连续测量同一手臂血压时，在袖带完全放气的前提下，至少间隔 1 分钟，最终记录下来的血压数值应是测量的平均值。

TIPS

对于高血压患者来说，最好能每天定时测量并记录血压，至少也应在改变服药等治疗方案后 2 周及就诊前 1 周测量并记录血压，以便医生参考并对你的状况进行评判和调整治疗方案。通常清晨起床活动时，血压会达到最高峰，然后逐步下降，到下午 4~6 点时又到达第二个高峰。因此，最好每天都在同一时间段测量，便于对比血压的控制效果。

彩虹医生说

在临床上，高血压被分为三期，不同分期对高血压的治疗方案也不同。第 I 期高血压，患者仅仅有血压升高现象，而心、脑、肾等脏器无损害，心电图、X 线检查等均无异常；第 II 期高血压，血压升高，超过高血压确诊标准，并伴有左心室肥厚、血肌酐或蛋白尿轻度升高等；第 III 期高血压，血压持续升高，并伴有眼底出血或渗出，高血压脑病或脑梗死、脑出血，心脏功能不全，尿毒症等。

压差过大或过小怎么办

要预防脑血管病，平时控制好血压很重要。但有些老年朋友发现，即使平时自己很注意血压问题，有时也会出现一种"奇怪"现象，就是高压（收缩压）会高，而低压（舒张压）却很低，高压与低压的压差很大。这是怎么回事呢？

压差，也就是医生所说的"脉压"，指的是高压与低压之差。日常生活中，正常脉压为 30~40mmHg，脉压大于 60mmHg 称为脉压增大，小于 20mmHg 称为脉压减小。

要想知道压差异常的原因，我们首先要弄清楚，我们的血压是从哪里来的。

》》 人体血压的由来

在人体中，心脏和血管系统构成了我们的心血管循环系统。血压的两个数值，代表的就是心脏跳动周期中循环压力波动的两个极端，即血管壁承受的最高压力——收缩压（高压）和最低压力——舒张压（低压）。其中，收缩压是心脏向大动脉输送血液时的压力最高值，在心脏快速射血时，我们称为收缩期，此时大量血液涌入血管，因而收缩压也较高，由于正常人的大动脉血管具有一定的弹性和韧性，动脉血管会适度扩张，以缓冲血管压力。而在心脏射血完成后，心脏就会进入舒张期，血管中的血液相对较少，因而舒张压就会较低，此时，血管又会回弹，将之前部分扩张时储备的血液挤压出去。血管的弹性使得本来一下一下的脉冲式血流变成相对平稳的持续血流，从而保证血压保持相对的稳定。

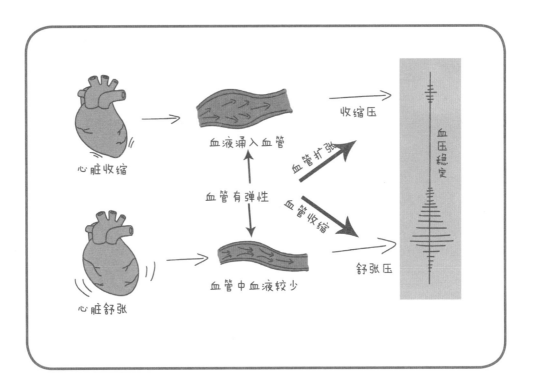

心脏收缩　　　血液涌入血管　　　收缩压

血管有弹性

血管扩张

血管收缩

心脏舒张　　　血管中血液较少　　　舒张压

血压稳定

》》压差大怎么办

▶ 1. 为什么会压差大

　　老年人由于动脉硬化等因素，大动脉血管"弹性"（顺应性）下降，进而导致心脏射血时大血管扩不起来，血流便直接涌入远端，导致高压升高；在心脏舒张时，动脉血管弹性又无法维持原本应有的压力，就会造成低压过低。这时，你在测量血压时，就会发现高压高、低压低的"奇怪"现象。除此之外，长期高血压会引起以左心室为主的心脏增大，导致高血压性心脏病或心脏动脉瓣关闭不全，也会引起压差增大。另外，甲状腺功能亢进或严重贫血也可能引起压差增大。如果遇到脉压增大的情况，需要排除以上原因。如没有明确疾病，尤其对于老年人，无须特殊处理，治疗主要参考高血压病的治疗方式。

▶ 2. 压差大能控制吗

就目前的研究结果来看，还没有哪类药物具有控制压差的疗效。即使使用降压药物治疗，不仅会降低收缩压，还会导致舒张压降低。而原本就不高的舒张压再降低，又容易发生冠状动脉供血不足，引起或加重心肌缺血，导致心绞痛、心肌梗死等心血管疾病的发生。

其实，无论是高压还是低压，都与血管弹性密切相关。出现压差大的最常见的原因，也是由于动脉血管发生硬化，管壁增厚，硬度增加，顺应性和弹性降低。另外，心脏每搏输出量过大、心率偏慢等因素都会导致压差的增大。所以，要缓解这种情况，关键还是要控制动脉硬化、调控心率、抑制心脏结构重塑，归根结底还是要对于高血压在内的"三高"问题早发现，早治疗，早达标。

TIPS

动脉血管的硬化是长期的、多种因素影响的结果，不可能有"一招鲜"的方法，我们只能最大程度地保护血管，尽量不让它硬化。简单说来就是，戒烟限酒、合理饮食，适度锻炼、规律作息，防控"三高"等慢性病。

》 压差小怎么办

上文我们了解到，高压高、低压低，压差增大时，提示我们可能有动脉血管硬化的情况，导致血管弹性降低，容受血液能力降低，出现收缩压增高，而舒张压下降的现象。但是，有些人发现自己的血压情况正好跟以上现象相反，高压高，低压更高，压差变小了。这是怎么回事？要回答这个问题，我们得先弄明白低压为什么升高了。

▶ 1. 低压变高的原因

血压之所以能保持相对平稳，与心脏的规律跳动及大动脉血管的"弹性"都有着密不可分的关系。而有一些人，特别是年轻的高血压患者，大动脉血管的硬化现象并不明显，"弹性"仍然较好，在这种情况下，就容易出现以舒张压（低压）升高为主的高血压现象。还有一部分年轻人，由于肾脏、代谢、激素调节等诸多因素，导致心血管循环系统外周的阻力增加，或是种种原因引起的心率较快，都会引起低压的升高。

▶ 2. 低压升高难治吗

很多年轻的高血压患者都有低压升高的症状。这些患者有时会问我，是不是低压升高比高压升高更难控制？

一般来说，年轻的高血压患者出现低压升高的情况都是在高血压发病早期，大多是由于生活方式出了问题，比如饮食作息不规律、吸烟、酗酒、过多进食肥甘厚重的食物、情绪不稳、睡眠不足、压力过大、缺乏运动等。但是，要让他们一下子改掉这些不良的生活习惯也很难。在这种情况下，低压升高的情况自然比较难控制。

低压升高也属于高血压，同样会对身体产生不利的影响。如果生活中的危险因素得不到有效控制，久而久之，动脉出现比较严重的硬化，高压就会随之升高，这时再想控制就更难了。

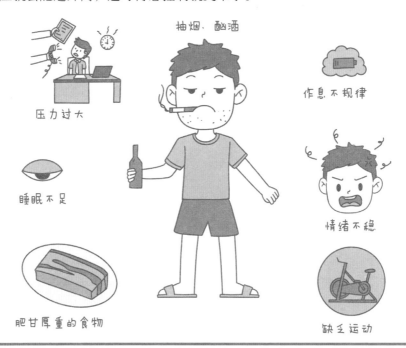

压力过大　　　　抽烟、酗酒　　　　作息不规律

睡眠不足　　　　　　　　　　　情绪不稳

肥甘厚重的食物　　　　　　　缺乏运动

▶3. 怎样缓解低压升高现象

一旦你在测量血压时，发现自己的低压升高，压差不断减小时，就要开始行动了：

◆马上到正规医院的心内科就诊，排查有没有其他疾病导致的血压升高。

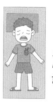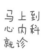
马上到心内科就诊

◆改变自己的生活习惯，以后尽量保持低脂、低盐饮食，同时戒烟限酒，积极锻炼身体。如果身体比较肥胖，还要注意减肥减脂，控制体重。

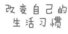
改变自己的生活习惯

◆在必要的情况下，比如你是一个单纯舒张压增高的患者，在经过严格的生活方式干预后，低压仍然居高不下，这时就要在医生的指导下予以药物治疗，配合降压药一起以"组合拳"的套路来综合降压。

配合药物治疗

TIPS

不管针对哪种高血压，限盐都是治疗高血压的基础。我国最新的膳食指南（2022 版）建议，健康的成年人每天钠盐摄入量不超过 5 克。而实际上，我国人均食盐的摄入量超标达 1 倍以上，北方地区可能更严重，这已经成为引发高血压的重要因素。

 彩虹医生说

在高血压患者中，大多数人都属于原发性高血压，而依靠目前的医疗技术水平，对于这种原发性高血压还无法明确其"病因"，更是无法做到"根治"。所以，长期坚持良好的生活习惯，如正规医院医生建议服用降压药物，坚持遵医嘱服药，并定期测量血压，使之稳定在合理的范围。

低血压是病吗

有些患者表示，自己的血压经常偏低，有时低至 90/60mmHg，甚至更低。相对于 120/80mmHg 的所谓"标准血压"，这个血压确实是低了很多。那么这是不是病呢？需不需要吃药调理呢？

要解答这个问题，我们就要先了解一下，这个 120/80mmHg 的标准血压到底是怎么来的。

》标准血压的来历

所谓的"标准血压"120/80mmHg，是取一定数量的"正常人群"测量其血压值，然后"掐头去尾"，将两头 5% 的数值去掉，再取平均数得来的。它只是绝大多数人的标准血压，但并不适合于所有人将其当成标准。

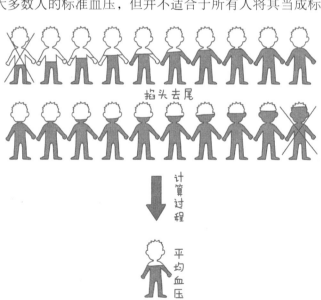

掐头去尾

计算过程

平均血压

标准

所以你会发现，血压是没有设定下限的，并且医学上也没有确凿证据证明血压低于某个数值后就一定对健康有害。生活中确实有一部分人血压常年偏低，临床上称之为"基础血压偏低"。如果你的血压长期偏低，又没有任何不适和疾病，那么这个血压就属于你的"正常血压"。这种情况并不是病，只是个体差异而已。

》 预示疾病的低血压现象

虽然有些人确实常年处于血压偏低的状态，但也不表明所有的低血压都正常，有些人的低血压就可能是某种疾病的预兆。

▶1. 服药后血压过低

有些人服用了扩张血管的药物，或者对这类药物比较敏感，在服药后就会出现血压下降；或者高血压患者服用降压药过量、服用方法错误，或者在调整药物过程中血压波动过大造成血压过低等，就可能出现不好的后果。

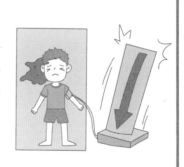

▶2. 突然发生的血压降低

外伤、感染、失血、脱水等情况可能会造成休克，休克前的状态也会使血压降低。但这些情况都有一个共同的特点，就是这类人原来的血压不低，是因为种种原因造成的血压降低，并且下降幅度还比较大，这样才会出现问题，甚至造成危险。

这些"低血压"有个共同的特点，就是"低血压"不是一直以来的常态，而是有明确原因的，且往往会造成较明显的不适症状。

53

低血压的日常调理

单纯性的血压低可以不用特别治疗，也不用吃升压药物，平时只要随时监测血压就行了。如果经医生检查后，认为只是生理性的血压低，平时注意以下几点即可：

▶ 1. 饮食中增加营养

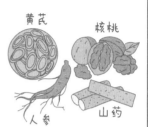

中国传统医学认为，黄芪、核桃、人参、山药等食物有助于健身补脑，平时适当多吃些，对改善低血压现象有一定的帮助。

同时，还要注意一日三餐不要吃得太饱，适当吃些稍咸的食物，增加饮水量，从而使血管内的血容量增加，提升血压。

▶ 2. 避免长久站立或突然改变体位

如果是与体位相关的低血压，平时还要注意，在改变体位或姿势时动作要尽量缓慢，尤其是老年人，最好能借助手扶物品来辅助，避免因血压低而出现头晕、摔倒等情况。

借助手扶物品来辅助

▶ 3. 通过运动"升"血压

低血压患者平时还应积极锻炼身体，多做一些能提升四肢肌力的运动，如跑步、游泳、深蹲、扩胸运动等，通过运动来提升机体的调节能力。有研究表明，强而有力的下肢肌肉运动可以增加心脏输出的血流量，使血压升高。

保持动作舒缓

但是，在运动时要尽量避免做体位变动过大、频繁低头抬头的运动，尽量保持动作的舒缓，尤其是老年人，更要注意控制运动幅度和运动量。

TIPS

出现低血压时，患者可能会突然昏迷，这时应及时采取急救措施。首先拨打120急救电话，同时让患者平躺在床上或地上，保证周围环境安全、相对安静。平躺有利于患者头部的供血量相对充足，安静状态可以减少患者身体消耗。

彩虹医生说

有些患者提出，自己的血压就是不稳定，每次测量的结果都不一样。其实任何人的血压每次测量的结果都很难一样，因为血压会随着我们情绪、活动和身体状态的变化而产生变化。比如当你愤怒、兴奋、恐惧时，血压就会相应升高；在疲劳、失眠时，或者发热、疼痛时，血压也会受到影响。这是正常人的正常反应，但正常人血压的变化一般都会在一定的范围内上下波动。

怎么看血脂化验单

血脂，是指我们血液中的脂质成分的总和。很多人误以为血脂就是甘油三酯，这是不全面的。下面，我来告诉你，高血脂到底是指的什么。

≫ 1分钟认识高血脂

血脂主要包括三大块，即胆固醇、甘油三酯和一些脂蛋白（类脂成分）。正常情况下，血脂在人体内都表现为平衡状态，如果你的血脂代谢过程或饮食结构发生不良变化，血脂也会随之发生变化。此时，血液里的总胆固醇、低密度脂蛋白胆固醇、甘油三酯等指标就会升高，高密度脂蛋白胆固醇下降。这就告诉我们，血脂异常出现了。

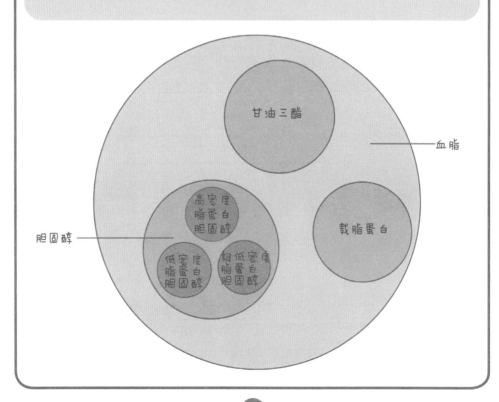

教你看懂血脂化验单

▶ **1. 胆固醇**

胆固醇，就是我们平时经常看到的"高胆固醇导致了某某疾病"的胆固醇，它表现在化验单上，主要是总胆固醇（TC）、高密度脂蛋白胆固醇（HDL-C）、低密度脂蛋白胆固醇（LDL-C）、极低密度脂蛋白胆固醇（VLDL）等几个项目。

其中，医生最看重的是低密度脂蛋白胆固醇。为什么？因为有太多的证据证明，它与最常见的导致心肌梗死、脑梗死等严重疾病的原因——动脉硬化有着明确的因果关系。研究发现，我们体检中查出的"动脉斑块"的成分里，低密度脂蛋白胆固醇就是很重要的组成成分。

很多人也听说过高密度脂蛋白胆固醇，也有很多人知道它是好的胆固醇。为什么说它好呢，因为它能把血管里相对过剩的脂质垃圾带走，比如带回肝脏重新加工利用，以此来降低血管内过剩的脂质成分，延缓动脉硬化的速度。但是目前也不建议通过吃药来提升它的含量，药物效果往往不理想，其实适度的体育锻炼就能在一定程度上提高它的含量。

▶ **2. 甘油三酯**

第二类就是甘油三酯。医学专家认为，甘油三酯水平的升高与心脑血管病发生存在联系，但还没有人知道降低甘油三酯水平是否能够降低心脑血管病发生的概率。

空腹甘油三酯水平 1.7 ~ 2.3mmol/L 叫作"边缘水平"，2.3 ~ 5.6mmol/L 为轻—中度升高，大于 5.6mmol/L 为重度高甘油三酯血症。绝大多数人的"血脂"升高，都是在 5.6mmol/L 以内的轻—中度升高。

	甘油三酯
边缘水平	1.7 ~ 2.3mmol/L
轻—中度升高	2.3 ~ 5.6mmol/L
重度升高	> 5.6mmol/L

疾病小知识：甘油三酯太高者应该吃药吗？

对于轻—中度高甘油三酯血症患者，专家建议其采取非药物性治疗，包括：肥胖患者减轻体重；多做有氧运动；避免食用浓缩糖；避免服用可升高血清甘油三酯水平的药物；如果是糖尿病患者，应严格控制血糖；心脑血管病的其他危险因素也应进行相应的控制，如控制高血压和戒烟。

如果进行非药物性干预后，甘油三酯水平仍持续高于 5.7mmol/L，医生才会根据患者的具体情况考虑是否需要使用药物降脂，应用的药物主要是贝特类而不是他汀类。

需要说明的是，过高的甘油三酯（高于 10.0mmol/L）容易诱发胰腺炎是被明确证实了的，如果你的甘油三酯水平较高，建议不要暴饮暴食，尽量戒酒，因为你发生急性胰腺炎的风险会大大提高。

▶3. 脂蛋白

可能大家也看到过血脂化验单其他成分，比如载脂蛋白等类脂成分、脂蛋白a，等等。它们是什么东西呢，高了或低了意义大吗？

各种载脂蛋白，恰如其名，像小船一样，其作用就是"载脂"。脂肪不溶于水，血脂之所以能很好地溶解于血浆当中，就是靠这些特殊的蛋白质"船"，所以它们被称为"载脂蛋白"。研究发现，不同的"船"往往载的脂有所差别，所以，载脂蛋白可以一定程度反映我们身体的脂质代谢情况。

脂蛋白a是低密度脂蛋白胆固醇的一种特殊形式，有一定的临床意义，但远不及低密度脂蛋白胆固醇。目前主流的观点是，建议每人一生中至少查一次，如果结果高于 430nmol/L 则需要留意。

>> 血脂异常，记住这 5 个数字

　　体检发现血脂异常的人很多，但并不是发现结果异常就需要吃药。血脂水平到底到多少需要吃药，主要看两个指标：低密度脂蛋白胆固醇和甘油三酯。关于这两个指标，记住下面 5 个数字即可。

3.4	如果你没有高血压、糖尿病，仅仅是血脂异常，且以往也没得过冠心病，心肌梗死、脑梗死等动脉硬化疾病，只要你的低密度脂蛋白胆固醇不高于 3.4mmol/L，就是正常的。
5.6	医学上认为，对于没有其他疾病的人来说，只要甘油三酯不超过 5.6mmo/L，就不需要药物治疗。但其实甘油三酯在正常情况下应当不超过 1.7mmol/L，因此，甘油三酯在 1.7～5.6mmol/L 范围内的人，尽管不需要额外用药，但需要戒烟限酒，多运动，控制体重，注意荤素搭配，少吃甜食和精米精面做的主食，并要每年复查血脂。
2.6	如果你有高血压病或糖尿病，你的低密度脂蛋白需要控制在 2.6mmol/L 以下，如果生活调节后还是不能达标就需要吃降脂药。
1.8	如果你之前得过冠心病、心绞痛，等动脉硬化引起的疾病的，你的低密度脂蛋白胆固醇最多不应高于 1.8mmol/L。因为胆固醇有相当部分是人体肝脏自身合成的，所以想要控制到这个数值，单纯靠饮食和运动往往很难。这部分人大多数需要药物辅助调脂。
2.3	如果你有高血压病或是糖尿病，或是之前得过冠心病、心绞痛、心肌梗死、脑梗死等动脉硬化引起的疾病，那么就应当控制自身甘油三酯不高于 2.3mmol/L。

　　最后需要强调的是，无论你是不是吃了降脂药物，戒烟限酒、多运动、控制体重、合理膳食都是必需的，这是基础。另外，有高血压病、糖尿病的朋友，血压、血糖也一定要控制好。

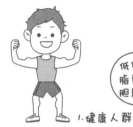

低密度脂蛋白胆固醇 < 3.4mmol/L

1. 健康人群

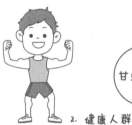

甘油三酯 < 5.6mmol/L

2. 健康人群

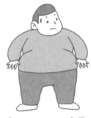

低密度脂蛋白胆固醇 < 2.6mmol/L

3. 高血压病、糖尿病患者

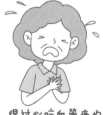

低密度脂蛋白胆固醇 < 1.8mmol/L

4. 得过心脑血管病的人

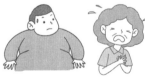

甘油三酯 < 2.3mmol/L

5. 高血压病、糖尿病及心脑血管病患者

TIPS

为及时发现血脂异常，20~40 岁的健康人群，尤其是有吸烟、饮酒习惯，或是有心脑血管病家族史的，至少每 3 年要查一次血脂；40 岁以上的男性和绝经期后女性每年都要检查血脂；对于刚开始服用调脂药的人群，建议每 3 个月查一次血脂，待血脂平稳后，可改为 6 个月到 1 年查一次。如果发现血脂水平过高，或存在其他危险因素，就要在干预生活方式的基础上配合药物治疗。

 彩虹医生说

很多高血脂患者在服药后，一旦发现自己的血脂降低后就马上停药，这种做法是不正确的。对于相当部分的血脂异常的朋友来说，血脂异常的原因和自身的脂肪代谢能力障碍有关，而这往往和基因、遗传相关，因此很难根治，属于慢性疾病。调脂是个漫长的过程。就像很多高血压、糖尿病一样，往往需要长期用药，并定期复查。而且你发现服药后血脂降低了，其实是药物在发挥作用，并不表示你停药后血脂就不会升高了，自行盲目停药的结果只会让你的血脂反弹。但也并不是所有人吃上药后都不能减量或停药，关键还是看你在控制饮食、运动后，血脂是否能长期低于目标值。如果能，就可以尝试药物减量，甚至部分人可以停药。但血脂正常后是否需要减量或停药，都必须经过医生对你身体的综合评估后，听取医生的意见再决定。

各种血糖指标，哪个最准确

作为糖尿病的诊断，空腹血糖值与餐后血糖值都是诊断糖尿病的重要指标。但是，要诊断一个人是否患有糖尿病，以及糖尿病患者的血糖控制得好不好，还有一个指标，也很重要——糖化血红蛋白。

» 3 分钟区分 3 个血糖指标

▶ 1. 空腹血糖

所谓空腹血糖，指的是隔夜空腹状态下测得的血糖水平，要求在次日早晨测血糖前 8~10 小时不吃任何东西，少量饮水除外，其可以反映胰岛功能及基础胰岛素的分泌能力。空腹血糖的正常范围为指 3.9~6.1mmol/L。在医学上，如果你的空腹血糖值大于等于 7.0mmol/L，即使没有任何症状，也需要复查，如果复查还是超过 7.0mmol/L，就被认定为糖尿病。

▶ 2. 餐后 2 小时血糖

所谓餐后 2 小时血糖，是指从吃第一口饭开始计时，2 小时后测得的血糖数值，正常值应当小于 7.8mmol/L。如果发现异常，也需要复查或结合空腹血糖或糖化血红蛋白共同判断。如果两次以上结果都超过 11.1mmol/L，可被认定为糖尿病。

▶ 3. 糖化血红蛋白

糖化血红蛋白值是诊断和管理糖尿病的重要手段，可以有效地反映糖尿病患者过去 2~3 个月内的血糖水平。正常人的糖化血红蛋白测定参考值为 4%~6%，超过 6.5%，可被认定为糖尿病；对于糖尿病患者，建议将此指标长期控制在 7% 以下，这样能大大降低心脑血管病的发病率。如果你的糖化血红蛋白数值较高，甚至大于 9%，说明你的血糖长期控制不好，容易引发动脉硬化、糖尿病肾病、白内障等并发症。同时，高血糖也是中风、心肌梗死患者死亡的一个高危因素。

对于部分身体状态很差、预期寿命不足 10 年的高龄人群，为了避免强化降糖所带来的低血糖风险，可以适当放宽要求，将糖化血红蛋白放宽到 8%，甚至 8.5%。而 8.5% 的糖化血红蛋白，相当于平时的血糖平均水平在 11.1mmol/L 左右。

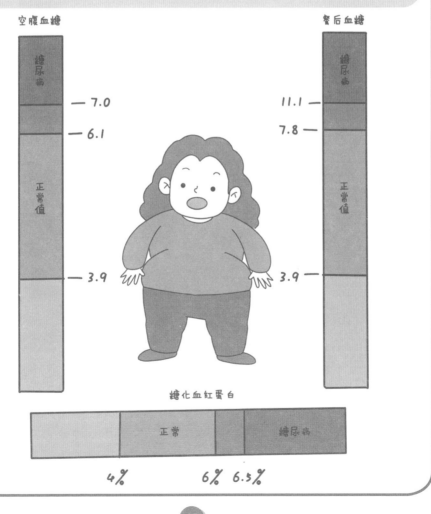

如果以上 3 个指标，只有 1 个指标超过标准，需要再复查；如果还是超标，可被认定为糖尿病；如果上述 3 个指标有 2 个或 2 个以上超标，则可直接被认定为糖尿病。

在糖尿病的认定中，还有一部分人血糖已经高于正常值，但还没有达到糖尿病的诊断标准，那就属于"糖尿病前期"，这又分为两种情况。

		空腹血糖 （mmol/L）	餐后 2 小时血糖 （mmol/L）
正常血糖		<6.1	<7.8
糖尿病前期	空腹血糖受损	6.1 ≤ 血糖值 <7.0	<7.8
	糖耐量异常	<7.0	7.8 ≤ 血糖值 <11.1
糖尿病		≥ 7.0	≥ 11.1

 彩虹医生说

很多人不明白，高血糖、糖尿病怎么会跟脑血管病扯上关系呢？这是因为过高的血糖会直接损伤血管内皮。另外，高血糖会影响脂质代谢和胰岛素的水平，会进一步促进动脉硬化的发生发展。此前还有研究发现，与没有糖尿病的人相比，糖尿病患者的动脉斑块含有更多脂质物质，且更加容易破裂，进而引发血栓。

第三章

別大意！狙击中风的根源

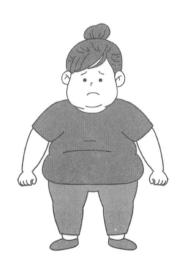

什么原因会导致中风

引起中风的原因复杂，临床上将引发中风的原因分为"可干预的危险因素"和"不可干预的危险因素"。"可干预的危险因素"就是我们可以通过改变生活方式、积极治疗等来降低发病风险；"不可干预的危险因素"则是我们很难人为地对其进行有效控制。简而言之，这种危险因素"不是病，是命"！

≫ 1分钟了解中风的危险因素

与中风发生密切相关的因素很多，有些人因为遗传因素、年龄增加、先天缺陷等，容易患上中风；还有些人则是因为生活习惯不健康，或者存在一些基础疾病，如高血压病、糖尿病、高脂血症等，这些人比健康的人群更容易患上中风。

在这些引发中风的因素中，遗传、年龄、性别、种族、先天缺陷等，都是我们无法控制的。一旦这些因素引发了中风，即使治疗，也是治标难治本。

≫ 哪些疾病会引发中风

引发中风或是说脑卒中这类脑血管病的原因很多，也很复杂，总的来说，常见的引起脑血管病的原因主要是以下几种。

▶ 1. 脑血管本身病变

也就是脑部血管自身因为种种原因所引起的血管堵塞或破裂，进而引起的临床疾病，主要包括动脉粥样硬化、脑动脉瘤、脑血管畸形、动静脉瘘、脑血管痉挛、脑血管炎症性病变，以及由外伤所导致的血管损伤等。

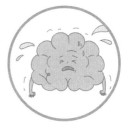

▶ 2. 心脏疾病

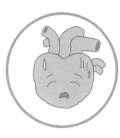

心脏，作为全身血液流通的"发动机"，如果出了问题，血液循环就会受到明显影响，脑部血液供应也会受到牵连。要知道，人在安静状态下，重量仅占体重 2%～3% 的脑就占用了心脏供血量的 20% 左右。但脑本身储存的能量很少，因此对缺血的敏感度极高，一旦心脏泵血功能出现异常，哪怕时间很短暂，都可能会导致明显的临床症状。

▶ 3. 血液系统疾病

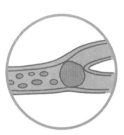

不论是由哪种原因导致的血液凝固异常，都可能引发血管病。血液在血管内的流畅循环是维持人体正常机能的基础，如果血液凝固性增加，在不该凝固的地方凝固了，就形成了血栓。如果在脑部形成血栓，就会出现脑梗死；如果在心脏形成血栓，脱落进入脑部血管就会形成"脑栓塞"。反之，血液凝固性降低，血液就会"变稀"，就容易"渗到"血管外面，就会造成出血。

▶ 4. 其他疾病

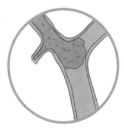

癌栓、空气栓、脂肪栓、寄生虫栓等，即本不该出现在血管里的东西，由于外伤、生产、肿瘤等原因造成了癌症肿块、空气、脂肪、大团的寄生虫等进入血液循环，也会影响血管的流通，造成血液供应问题，甚至在阻塞后导致血管管壁的损伤而出现破裂出血。

》 生活方式不对，也会引发中风

引发中风最常见的"元凶"就是动脉粥样硬化。动脉硬化引发的中风等脑血管病就像是家中厨房里的老电线，又硬又脆，除了更换，别无他法。但是，电线能换，血管却不能换，因此日常保养血管就变得十分重要。

要想保养血管，除了"不可干预的危险因素"外，我们就要积极避免"可干预的危险因素"。除了"三高"的危害之外，还有其他一些常见因素。

▶ 1. 肥胖及不良的生活方式

肥胖的人容易患高血压、高血脂、糖尿病，这些正是引发脑血管病的重要"元凶"。其实就算没有其他疾病，据研究统计，超重 30% 以上的人群心脑血管病的发病率也明显高于正常人。

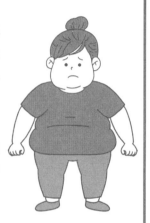

其次，不良的生活方式，如喜欢高油、高盐、高糖饮食，缺乏运动，常常口服避孕药，绝经后使用雌孕激素替代治疗等，均会导致中风等心脑血管发病危险增加。

▶ 2. 吸烟、酗酒

吸烟不但伤害肺部，对血管的伤害也非常大，尤其是烟草中的尼古丁会刺激神经，使血管收缩，血压升高；而且一氧化碳还会与血红蛋白结合，引起机体缺氧，导致动脉壁缺氧、水肿、血流障碍，还会使血管内皮受损，为胆固醇沉积血管壁提供条件，进一步加速动脉粥样硬化的发生。

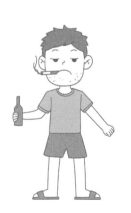

酗酒也会增加中风的发病风险，而且酒精没有安全剂量，能不喝尽量不喝。你喝的每一口酒，身体都会帮你记住，等到"秋后算账"。

▶ 3. 心脑疾病互为危险因素

心房纤颤（房颤）、心脏瓣膜病、先天性心脏病等，都会增加脑血管病的风险；同样，中风等也会增加心绞痛、心肌梗死的风险。

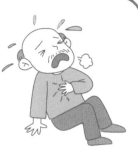

▶ 4. 其他因素

除以上因素外，睡眠呼吸暂停、凝血功能障碍、血液系统疾病、动脉发育不良、外伤导致的颈动脉夹层等情况，也会导致中风的发生。

》 如何在日常生活中预防中风

人们在日常生活中能预防中风吗？

答案是可以预防，但不能做到百分之百预防。

表面看，中风是一朝得病，非常突然，实则是一些危险因素的长期存在而造成的结局，是一个从量变到质变的过程。这些危险因素日积月累地破坏着血管，早期血管尚能坚持住，没有发病，等破坏得非常严重时，脑血管终于撑不住，就会发病。

所以，要预防中风，建议大家在日常控制住那些可能引起发病的因素。

▶ 1. 改变日常生活习惯

一般来说，我会建议有潜在疾病发生风险的朋友日常采取"三低一高"的饮食法，即低脂、低盐、低糖、高纤维。比如将精细的主食改为粗粮、杂粮，如全麦面包、荞麦面条等，从源头进行控制，保证身体代谢指标正常，就能减少血管损伤。

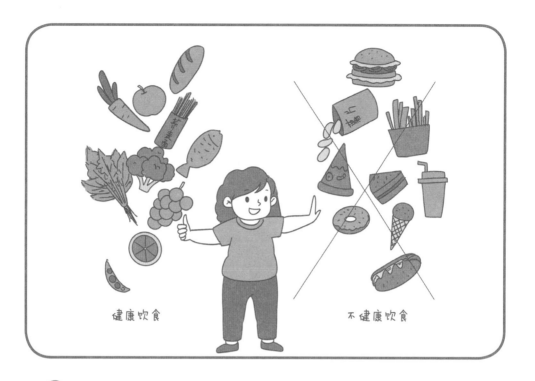

健康饮食　　　　　　　　　　　　　不健康饮食

TIPS

　　要预防中风，最好把烟戒掉。有研究表明，吸烟者的中风发病率要比不吸烟者高 2 ~ 3.5 倍，如果你再同时患有高血压，那中风的危险性就会升高近 20 倍。

▶2. 主动控制与脑血管病相关的疾病

　　某些与脑血管相关的疾病，如高血压、高血糖、血脂异常，或者心脏疾病、肾脏疾病等，都有可能引发脑血管病。所以，我们平时一定要把这些疾病控制在合理的水平，将引发脑血管病变的风险降下来，这样才能减缓血管病变的速度，最大程度地推迟或避免中风的出现。

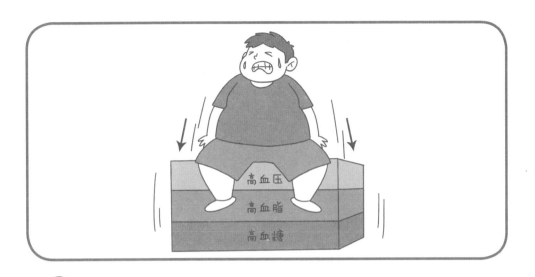

TIPS

男性在 40 岁之后，中风发病率会随着年龄的增长而增加，并且年龄每增加 10 岁，发病率就增加 1 倍；女性发病年龄通常比男性晚 10 岁左右，到绝经以后才会逐渐接近男性。有中风家族史的人群，中风发病率要比一般人群要高。这些因素都是难以人为控制的。

 彩虹医生说

很多人说的"适量饮酒"，我告诉你大概的量是多少：①健康男性每天饮白酒不超过 50mL 或红酒不超过 150mL 或啤酒不超过 500mL；②如果每周超过上述剂量 4 倍就叫作"过量饮酒"；③一次饮酒超过上述剂量 2 倍被认为是"酗酒"；④女性和老年男性，饮酒量还要在这个剂量上乘以 2/3。

但需要再次强调，越来越多的证据表明，酒精没有安全剂量，世界卫生组织（WHO）也早就将酒精列为一级致癌物。另外，很多中老年人长期吃降压药、降糖药等药物，酒精就有可能与药物发生反应造成更大的风险。因此，这部分人更需谨慎饮酒。

中风到底有没有"先兆"

有时我们会在网上看到一些描述中风几大"先兆"的说法，其实，网上所总结的急性脑血管病的症状并不全面且缺乏科学依据。下面我们就来说说几个常见但"不科学"的先兆吧。

》 缺乏科学依据的先兆

▶ 1. 四肢麻木、无力

你可能不知道，由中风引发的瘫痪或感觉异常往往是单侧多见且是急性出现，通常几分钟内甚至几秒钟内就会发作。四肢无力、麻木的患者不是没有，我们在临床上也见过，一般脑干大片梗死或极少见的双侧半球梗死等会导致四肢瘫痪。

有些其他病的患者会逐渐出现四肢麻木，这常见于糖尿病引起的周围神经病，也可见于其他一些原因引起的多发性神经炎等。此外，帕金森病、肌肉病、神经肌肉接头病（重症肌无力等）、神经炎性病变、离子通道病等疾病的患者，同样会出现四肢麻木。四肢酸软乏力的原因则可能是睡眠不足，或者感冒、发热、腹泻、内环境紊乱等一般内科疾病引起的身体虚弱。

因此，我们不能依靠四肢麻木、无力就判断自己中风了，但如果症状明显或突然出现，及时就医让专业的医生帮助你判断还是很有必要的。

> 四肢麻木、无力不一定是中风的先兆

▶ 2. 流鼻血、尿血

流鼻血的原因多见于鼻部的血管网异常、血液病、外伤等，少数也可由血压升高导致。脑梗死、脑出血等虽然也可能由高血压引发，或发病后引起血压异常升高，

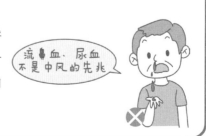

> 流鼻血、尿血不是中风的先兆

72

但同时出现鼻出血的并不多见。

尿血就更不关脑血管的事了。尿血往往和肾脏、输尿管、膀胱、前列腺等泌尿系统的问题关系紧密，多见于泌尿系统的肿瘤（无痛性血尿）或某些类型的肾炎及腰腹部的外伤等。

▶ 3. 打哈欠

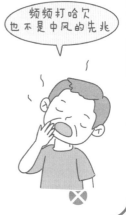

哈欠是人的正常生理反射，与血液内的气体交换状况有一定的关系。哈欠也会出现在脑梗死等脑血管病的患者身上，但这种患者多是较大面积的梗死或是脑干等特殊部位的问题导致。此时，患者不但会频频打哈欠，还会有偏瘫、偏身麻木、言语含糊不清、喝水呛咳等诸多种症状，仅仅只出现打哈欠的症状时，并不能预示你要中风了。

》 中风的常见症状

虽然网上说的那些"征兆"不可信，但中风确确实实是有比较显著的症状的。一般来说，大部分患者都会出现的症状有以下这几个。

▶ 1. 语言障碍

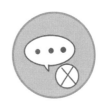

大脑内有一整套系统来维持语言的正常运转，一旦大脑出现问题，就会影响语言的表达，出现说话含糊、吐字不清的症状。有些时候，患者能流利地说话，可却听不懂别人的话（语言理解能力障碍）；有的人能流利说话，也能听懂别人的话，但就是不能命名常见的物体，比如你给他一个水杯，他绞尽脑汁也说不出"水杯"，但你问他这是做什么用的，他会说是喝水用的，或者拿起来比划一下，这种症状也叫"命名性失语"；还有很多时候，语言障碍是复合型的，表现为说不清楚，听和理解的能力也有问题。

▶ 2. 偏身麻木、无力

很多人都知道中风患者往往会出现"偏瘫"，为什么会出现这种情况，因为脑血管病往往是出现某一支血管的堵塞或破裂，而血管就像田地的水渠一样，都有它的"灌溉"范围，这支血管出了问题，所累及的脑神经就是它的"供血区"部分。一般情况下，左右两侧脑的血管是相对独立的，而肢体活动是受脑部"交叉控制"，即左侧脑控制右侧肢体活动，反之亦然。因此血管疾病往往累及一侧的脑，进而引起对侧的肢体无力或麻木。

▶ 3. 嘴角歪斜

人类能"龇牙咧嘴"，能自由地控制面部表情，也是依靠大脑控制面部肌肉来实现的，同样是一侧脑控制对侧面部肌肉。当脑负责面肌的脑神经损伤，丧失功能，面部肌肉也会瘫痪，出现嘴角歪斜的情况，特别是说话或咧嘴时更加明显。

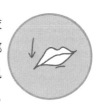

▶ 4. 吞咽困难、喝水易呛、发音困难

与嘴角歪斜的原理一样，吞咽东西、喝水、发音等，都靠大脑指挥，都由相应的神经控制咽喉部的肌肉来完成。大脑出了问题，这些肌肉也可能会出现瘫痪或协调障碍，相应的功能就有可能会受损。

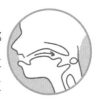

▶ 5. 视物重影

正常情况下，我们的眼球活动也受脑支配，两只眼睛协同一致，聚焦到同一点上，看到的物体才不会重影。一旦大脑控制出现问题，两个眼球活动不一致，难以聚焦于一点，就会出现重影。因此，看东西重影未必都是眼睛本身的问题。

▶ 6. 视物模糊、局部视野内视力障碍

眼睛负责把看到的视觉信息转变为电信号传达到脑，进而在脑的综合分析下，让我们有了"视觉"，一旦大脑负责处理视觉信息的部分出现了问题，就会出现视觉障碍。所以，有些患者会反映自己看东西"不对劲""模糊不

清"，甚至是"只看到一半，另一半像被什么东西蒙住了一样"，但到眼科去检查，却没有发现眼部本身的问题或查出的问题解释不了其症状，此时的眼科医生往往会请神经科医生会诊。

▶ 7. 脖子发硬、低头困难

这种情况可以见于脑出血或蛛网膜下腔出血，也可以见于脑炎等问题，被称为"脑膜刺激征"。这种"硬"并不是颈肩部的僵硬感，程度上往往要更加严重，患者在低头时会有较明显的疼痛，无法低头或低头不到位，但这也需要医生来判断是否是病理性的。

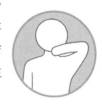

▶ 8. 精神行为不正常

人类的情感、记忆、情绪等都受大脑支配，大脑内部某些区域出现问题，也会导致情感障碍、记忆力差，可能出现胡言乱语、大吵大闹、幻觉等精神行为异常，有的甚至出现类似于精神分裂症的症状。

▶ 9. 肢体抽搐

一部分患者出现癫痫症状，也可能是由中风引发的，特别是之前没有癫痫病而有"三高"、有烟酒嗜好的中老年人更要注意。

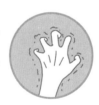

▶ 10. 意识障碍

当脑部出现严重损伤、大面积病变或觉醒中枢问题就有可能会导致昏迷等意识障碍。

以上这 10 种症状往往都与脑部功能受损有关。出现这些症状虽然不能说一定就是中风，但都有去一趟医院的必要，特别是以往没有类似症状，却突然出现症状或在症状短时间内快速加重的时候。脑血管病的特点就是急性起病，缺血、出血往往都是一瞬间的事，并在短时间内快速进展。

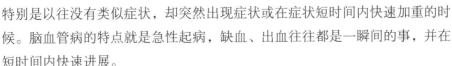

TIPS

据研究统计，缺血性中风患者再发中风的比例比普通人高约 9 倍，缺血性中风发生一年内，就有约 15% 的患者会再次中风。再次中风的患者预后往往更差，70% ~ 80% 的患者因再次中风严重致残或死亡。因此，日常积极预防中风复发非常重要！

≫ 30 秒自测中风

到底中风能不能自己在家快速判断呢？

答案是：可以。

下面就推荐一种能居家快速判断中风的方法——FAST 评分。

F Face is uneven
面瘫／口角歪斜

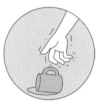

A Arm is weak
肢体无力

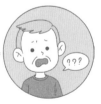

S Speech is strange
言语不清

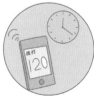

T Time to call 120
迅速拨打 120

▶ **1. 示齿**

即自己对着镜子呲牙，如果发现两侧嘴角明显不对称，出现歪斜，说明有问题。

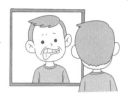

▶ **2. 举手**

双臂向前平举，并且坚持 10 秒，如果坚持不了，特别是其中一侧坚持不了，说明有问题。

▶ **3. 说话**

随便说一句话，如我叫什么、我的家住在哪里等，如果说不清楚，或者语速明显变慢、吐字不清，说明有问题。

说明：

◆上述这几种情况，无论是出现一种还是几种，都建议尽快就医。虽不能说一定都是脑梗死、脑出血等这些急性脑血管病，但绝对都有去一趟医院让医生看一下的必要！

◆如果没有上述这几种情况，就一定不是脑梗死等脑血管病吗？不是！这个评分主要是针对轻症急性脑血管病的居家自判断，如果一个人偏瘫、失语、行走困难，甚至昏迷，无论是这几种情况的哪种都肯定需要急诊就医，就不需要自行判断了。

彩虹医生说

尽管科学家们已试图通过研究神经干细胞移植等方法，希望做到使神经细胞再生，从而达到彻底治愈脑神经损伤后遗症的疗效，但目前这些研究都还在试验中，没能真正地应用，"完全治愈"仍然只是个美好的愿望。所以，我们切忌"有病乱投医"，轻信一些"高科技、祖传秘方治愈脑血管病"的虚假广告。对于脑血管病，第一要有效预防，第二要立即就医，才能最大可能地预防后遗症发生，减轻后遗症的影响。

中风后为什么容易落下后遗症

在临床工作中，我常会遇到脑梗死或脑出血导致的偏瘫患者或其家属追着医生问："大夫，我们都来好几天了，怎么胳膊、腿还不能动？啥时候能恢复好？"

作为医生，我们的回答通常是："脑血管病住院的目的是稳定病情，查明原因，如果病情没有进一步发展，患者症状会在较长时间后（一般几周甚至几个月）逐渐减轻，但却很难恢复到没发病前的状态。"

逐渐地，很多人都知道中风患者多半都会留下一些终生的残疾，也就是平时说的"后遗症"，如偏瘫、偏身麻木、言语不清、口角歪斜等。

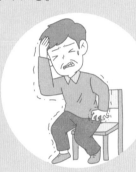

》 中风后会落下后遗症的原因

我们的神经细胞是非常脆弱的。大脑之所以能成为人体的"中枢司令部"，神经细胞起着决定性作用。但神经细胞虽然功能强大，自身却十分脆弱，对缺血缺氧异常敏感，血流完全中断几秒钟，它们的代谢就开始变化，血流中断几分钟，神经细胞就会死亡。更重要的是，神经细胞不可再生，任何原因造成神经细胞死亡，都无法再让它死而复生。这也就是为什么中风患者在经历了长时间的治疗和康复后，即使能恢复部分之前受损的神经功能，却很难达到发病前状态的原因了。

》如何减轻后遗症程度

通常情况下，我们在为中风患者诊治时，需要先借助 CT、核磁共振等检查来了解患者脑部及其血管的基本情况，发现潜在问题时，就要及时处理。如使用预防血栓、稳定动脉斑块的药物，甚至有可能需要通过血管介入、外科手术等方法解决部分严重的血管狭窄问题，以此在一定程度上预防疾病的复发。

其次，尽可能地在疾病发生的早期进行功能康复训练。如对于偏瘫的肢体进行主动、被动的运动训练等康复治疗，以此促进功能的恢复并避免肢体静脉血栓、关节机化等并发症的发生。

》积极康复，获得最大恢复效果

已经坏死的脑组织是不能再生的，但患者可以通过锻炼，让其他脑组织替代已坏死脑组织的作用，从而在一定程度上恢复身体的功能。就算是无法恢复到没有患病的状态，也能让更多的功能恢复。

在康复过程中，我们需要注意下面几个问题。

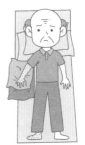

（1）在通常情况下，只要患者病情稳定，脑梗死患者在发病 48 小时内就可以开始康复治疗了；脑出血患者的康复相对较晚，多在发病 7 天左右开始，其中蛛网膜下腔出血患者应在 2 周后无再出血征象时开始。

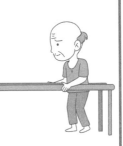

（2）根据临床经验，中风患者发病后的 6 个月内是康复的最佳时机，其中又以前 3 个月的效果最为明显，俗称"康复黄金时间"。对于瘫痪肢体功能训练来说，6 个月后功能恢复明显减慢，而发病 1 年后则很难再有功能上的进步，主要是保持原有的功能，或者增加肢体的协调性。

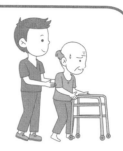

（3）在康复训练过程中，患者要处于放松状态，认真体会康复治疗师指导的各种动作，尽量避免出现错误的代偿姿势。

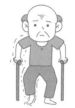

（4）运动要适度，强度要由小到大。如果患者经过一天的训练后，休息一夜仍然感觉疲劳，就表明运动量过大了，应适当减量。如果训练过程中出现肌肉痉挛、僵硬等，就要停止运动，进行抗痉挛牵拉，直到痉挛缓解后再继续训练。

TIPS

康复训练是中风整体治疗过程中一个非常重要的组成部分，应该贯穿于临床治疗的始终，即使出院后，患者也要继续居家进行康复，坚持长期的训练，特别是要坚持进行日常生活能力和相关运动及动作的训练，这样才能最大程度地减轻后遗症症状。

 彩虹医生说

中风发病突然，在发病的超早期（4.5小时内），如果患者没有禁忌证，医生可以通过应用药物或器械，让阻塞的血管再开通，使血流得到恢复、症状迅速缓解，甚至可使患者在病愈后不留下任何后遗症。但有能力做这类处理的医院通常都是县级以上医院，所以，如果怀疑自己急性中风，最好就近到规模相对大的医院就医。很多医院也都为中风患者专门开通了"卒中绿色通道"，在尽可能短的时间内完成必要的检查和病史采集，以便在最短的时间内对患者施救。因此，发病后及时到正规医院就诊，是非常重要的。

为什么有些人得了中风会“越治越重”

很多急性脑血管病的患者发病后，在刚住院的前几天，通常会有症状进一步加重的情况。这是怎么回事呢？是医生水平不行，还是用药不对症？

》》 疾病的自然病程

任何疾病的发生发展都有它的自然过程，我们称其为自然病程。就像是感冒，并不是一流鼻涕吃上药就好了，很有可能患者会继续出现发热、咳嗽等症状。如果是流感，往往需要 5～7 天甚至更长时间才能慢慢恢复。对于中风也是如此。有少数病例，刚到医院时症状并不严重，但并不代表其血管问题轻微，有些病例仍然处于发展过程中，即使医生使出浑身解数，依旧难以在短期内控制其进一步发展。部分病例也确实会由于种种情况而出现病情恶化，甚至危及生命，连医生也无能为力。

》》 中风“越治越重”的内在原因

很多人看到中风“越治越重”，其实只是一个表象而已，它内在的原因很多，比如：

▶ 1. 脑组织水肿的直接挤压

如果我们用一根橡皮筋把手指缠紧，会出现什么情况？手指发胀、发紫，甚至最后变黑、烂掉。

为什么会出现这种情况？

因为血液不流畅，组织因缺氧导致水肿、死亡。

就中风引起的脑梗死而言，缺血后，脑组织也会因缺氧而出现这种“脑水肿”，与手指相比，脑组织更柔软，就像我们平时吃的豆腐脑一样，一旦缺血，引起的脑水肿更加严重。试想一下，中风发作时，“梗掉”的那块脑组织已经丧失了正常功能，当它进一步水肿时，就会进一步向周围挤压正常的组织，那受到影响的脑组织体积就会扩大，症状自然也会加重。

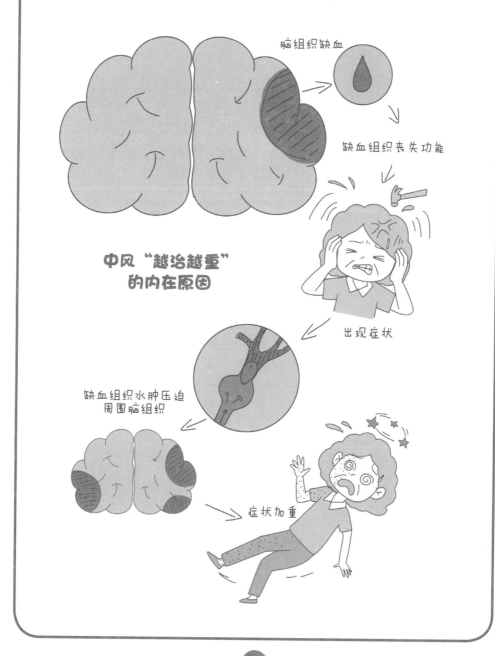

脑组织缺血

缺血组织丧失功能

中风"越治越重"
的内在原因

出现症状

缺血组织水肿压迫
周围脑组织

症状加重

▶ 2. 缺血、出血范围的进一步扩大

当这种情况出现时，通常又可分为下面几种具体情况。

（1）"雪上加霜"：也就是原来出问题的部位病情进一步加重。拿脑梗死来说，开始出问题的那根血管可能还没有完全堵死，只是堵了一部分，造成血流明显下降，从而造成"大河没水小河干"。但是，下游的多条小血管因得不到主管道的血液，血流明显不足，其供应的部分神经细胞就会因缺血而引发症状，就像灌溉农田的水闸关了90%后，农田就会缺水，地势高或离水渠远的庄稼就会枯死。在出现症状时，很多人就会前往医院了，但堵塞并不会停止，而是可能越发严重，一旦原本没完全堵塞的血管完全堵塞，势必出现堵塞血管供应范围的大面积缺血，受影响的脑组织也会增加，症状当然会加重。

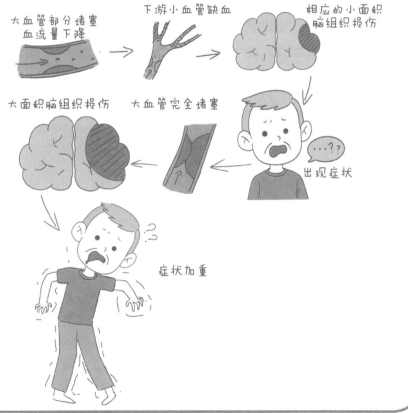

▶（2）"祸不单行"：脑梗死、脑出血等脑血管病通常都是由动脉硬化等血管病变引起的，属于全身性疾病。就像老旧居民楼中的水管，长年累月地使用且缺乏保养，肯定存在管道问题，今天是别人家出问题，改天可能就是你家出现类似问题。中风也是一样，患者到医院时可能只是一处血管堵塞导致的症状，但往往其他血管也存在或轻或重的问题。患者在后续的住院期间再出现新的血管堵塞甚至破裂出血，这在临床上并不少见，即出现"越治越重"的表象。

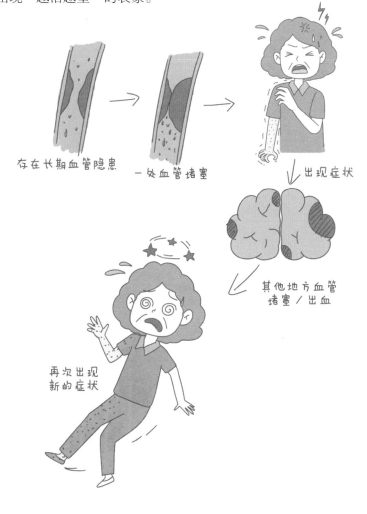

存在长期血管隐患　　一处血管堵塞　　出现症状

其他地方血管堵塞／出血

再次出现新的症状

▶（3）"一波未平一波又起"：中风来势凶猛，很可能会在短时间内让人偏瘫、失语，甚至昏迷不醒，严重影响患者身体的正常运转。很多患者，尤其是老年人，大多患有高血压病、糖尿病等基础性慢性病，身体状态本来就不好，有些患者又较长时间地卧床，甚至有些患者不能自主排便，需要导尿，很容易伴有肺部感染、尿路感染、褥疮等问题，再加之身体出现重大异常，对心肺及肝肾等重要器官都是一场重大考验。特别是长期有慢性病的老年人，往往一次疾病打击，以往多年积累的身体问题就在短时间内暴露出来，病症自然也会加重。

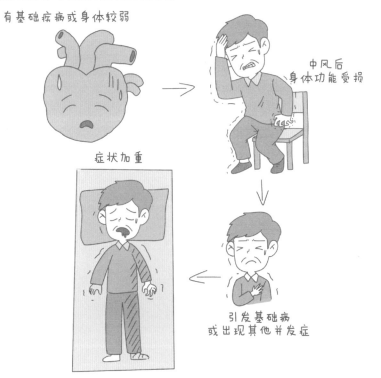

有基础疾病或身体较弱

中风后身体功能受损

症状加重

引发基础病或出现其他并发症

这些情况我们在临床上经常遇到，其中绝大多数并非医治方案有问题，而是的的确确属于自然病程的发展问题。事实上这也并非越治越重，如果不治，病情可能更加严重。只是大家不了解病程发展的过程，容易对此产生误解而已。

中风患者长期卧床时，容易出现褥疮、发生感染，所以家属要勤给患者翻身、擦拭身体、换干爽的衣服。通常每2~4小时就要翻身一次，每天至少用温水擦拭一次，保持皮肤的清洁。瘫痪较重的患者，家属在翻身时要注意观察患者与床面接触部位的皮肤状态，看看有没有发红，甚至发黑、破溃，特别是骶尾部、臀部、足跟等受力面，如果出现严重皮肤湿疹或发现压疮，要及时就医。

彩虹医生说

一些老年人经常感觉自己胳膊和腿没力气，于是就觉得自己可能中风了。其实导致老年人肢体无力的原因很多，比如，帕金森病早期就会感觉走路没劲儿；血压、血糖过高或过低也会引起四肢乏力；另外，感冒、腹泻、发热感染等，也可以导致乏力。而急性中风导致的无力一般是突然出现的，偏身无力、麻木相对常见，并往往会伴有说话不清楚、嘴角歪斜等症状。但是，无论是什么原因引起，正规医院及时就诊还是必要的。

● 预防中风需"釜底抽薪"

常有网友问我:"医生,我血压、血糖、血脂高,是不是就得吃一辈子药了呢?有没有办法让这些毛病不吃药就能好?"

在这里,我要告诉你,治疗中风,到底什么方法靠谱,什么方法又不那么靠谱。

≫ 滤血、换血行得通吗

在我跟一些网友交流脑血管病的防治知识时,有一次被网友问到这样一个问题:"我们能不能通过血液过滤或换血的方法来预防或治疗脑梗死、脑出血呢?"

如果我不是医生,不懂得脑血管病的发病机制,我可能也会想到这个问题,因为过滤血液或换血后,把其中的血栓、动脉斑块过滤掉,让血液变得干净,不就不会堵塞血管了吗?

道理看似很简单,但要实现这一点,却牵扯到太多的医学知识。要解答这个问题,我们首先得知道血管内的血栓、动脉斑块等来自哪里。

▶ 1. 第一个来源:心脏

心脏是泵血的地方,它把从肺内回流的富含氧气的新鲜血液泵向全身,再通过"收缩—扩张"的方式将血液压出去。正常人的心脏跳动是规律且平稳的,泵出的血流也是平稳流动的。

然而,一旦有某些疾病如心房颤动,导致心脏跳动不规律,血液中的红细胞、白细胞、血小板以及各种蛋白质等很多成分就容易形成"涡流",导致血液中的有形成分凝结成"大疙瘩",这就是心源性血栓。

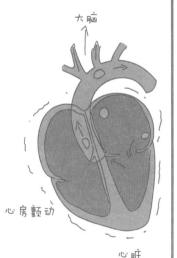

大脑

心房颤动

心脏

87

▶ 2. 第二个来源：大动脉、中动脉

心脏将血流泵出后，血管就在大动脉中流淌，如果血管内壁光滑，血液也会平稳地向前流动，为组织器官带去氧气和养分。但如果大血管内表面因某种疾病变得凹凸不平，甚至有破损，就会影响血液的正常流动，且破损处暴露出血管内皮下粗糙、有黏性的创伤面，导致血液中的血小板、纤维蛋白等有形物质粘附在上面，如滚雪球一样越滚越大，最终就会形成血栓。初形成的附壁血栓不稳定，容易脱落，最终会进入血液之中，堵塞在较小的血管处，如果进入脑部的血管，就会形成"脑栓塞"。

另外，血管中破损处的血栓也可能在短时间内迅速增大直至完全堵塞那根血管，这也就形成了"脑梗死"。

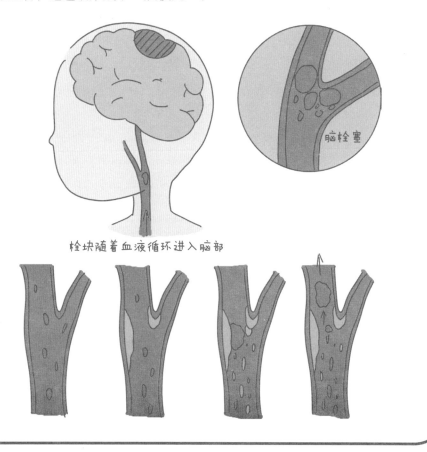

脑栓塞

栓块随着血液循环进入脑部

此外，血流在流经凹凸不平、宽窄不等的血管时，也容易形成涡流，导致微小的血栓形成。而造成血管内壁凹凸不平、宽窄不等的原因，最常见的就是动脉硬化。

不管是心肌梗死，还是脑梗死、脑出血这类疾病，其发病主要是心脏或血管本身的原因，但具体致病因素又各不相同，且大多都是长期慢性疾病的发展过程。另外，人体的新陈代谢是不断进行的，如果不从根本上入手，"洗血"洗掉的东西很快就会重新出现，而"洗血"却不可能经常进行。因此，通过"滤血""换血"来短暂地预防心脑血管病，并不能从根本上解决问题。

》 手术能切除血管内的斑块吗

理论上来说，通过手术是可以切除斑块的。但是，动脉硬化是一种全身性疾病，当你发现颈部血管或其他动脉血管存在动脉粥样硬化性斑块时，往往提示你的全身大动脉、中动脉可能都存在着普遍的、或轻或重的粥样硬化，而手术只能处理明显的血管狭窄。一般情况下，颈部斑块造成血管狭窄 75% 以上，并且已出现相应症状，或者医生在评估后认为不久的将来很容易出现症状，才考虑通过手术方式切除。即便是通过手术切除了斑块，或通过支架将狭窄的血管撑开，长期口服阿司匹林等抗血小板聚集药、他汀类稳斑调脂药物预防血管再出问题也是必需的。

》 "釜底抽薪" 防中风

我们都听过一个成语叫"釜底抽薪"，意思是把柴火从锅底下抽出来，这样才能让锅里的水止沸。这个成语用在防治中风方面非常形象。

如果把我们的健康比作一口大锅里的水，那么这些吸烟酗酒、肥胖少动、高血压、糖尿病、高血脂等最常见的危险因素就是锅底下熊熊燃烧的柴火。我们不希望水被煮沸，更不希望它被过早地熬干，如此只有两个办法，要么拼命地往锅里加凉水，这些"凉水"就好比是降血压、降血糖、调血脂的药物，还有一个办法就是撤掉木柴。

有的"木柴"是撤不掉的，比如年龄、性别、基因，这些因素也都与心脑血管发病相关，这些因素是无法改变的，叫做不可干预危险因素；还有的是目前的医学水平难以撤掉的，比如"三高"，大部分人只能用药物控制，很难根治。

不过，有的"木柴"却是可以撤干净的，比如吸烟、酗酒、缺乏运动、饮食不合理等。试想一下，如果撤掉了这些因素，是不是"火势"就小了，"水"就不容易被熬干了？是不是也就有可能减少往锅里加"凉水"的量了呢？临床上也确实有很多人通过戒烟酒、多运动、减体重等生活方式的调整而减少了用药，甚至有些人能够停药。

其实，说了这么多，最关键的其实就是要建立长期预防的意识，预防疾病没有"一招鲜"的美事，只有通过自己努力改变生活方式，加上医生的帮助，才有可能最大限度地远离中风。

 彩虹医生说

不是说发现血压高就必须吃药，要不要吃药，每个人的具体情况不同，这需要正规医院专业医生的综合判断，但发现健康指标不正常，说明你身体已经亮起了红灯，更说明很有可能你的身体保养方式存在问题。因此，无论到没到需要药物控制的地步，都需要调整生活方式。戒烟酒、适度锻炼（每天坚持30分钟以上的慢跑或快走就可以，分两次每次15分钟左右也行）、相对清淡的饮食（不是不吃荤，主要是饮食少一些油腻，少吃一些甜食），都很必要。有些人调节了生活习惯后，即使不能停药，也往往有希望减量；有些人坚持了两到三个月，本来高的指标就下来了，可能就不用吃药了。

● 治疗中风是不是"开刀"效果更好

每一种疾病都是复杂的，都有它独特的病因，这些原因有的是我们已经知道的，有的还在探索中。而现代医学在治疗各种疾病时，也不仅仅局限于药物和外科手术，还有一些其他的方式方法，如介入治疗、放射治疗等。

对于心脑血管病来说，治疗的关键是预防血管堵塞，如果已经出现堵塞，就要在神经细胞因缺血、缺氧大量死亡之前把堵塞的血管再次开通，以求将损失降到最低。但解决这个问题，并不一定要"开刀"，"开刀"也未必能解决问题。

》》 1分钟认识中风新疗法

在很多人的理解中，做手术就是利用手术刀打开人体局部进行外科操作。但在近几十年，外科的操作已不再局限于使用手术刀来治疗了，而是增加了介入治疗、内镜治疗等手段，这些都属于手术范畴，并且效果更好，也更安全。

▶ 1. 介入治疗

大家应该听说过"心脏放置支架"这种治疗方法，这就是一种典型的介入治疗方法，即通过特殊的影像学设备，将特殊的导管通过手腕或大腿根的动脉血管，在数字减影血管造影机器的引导下，找到病变血管，再沿着这条人工临时搭建的管道，将支架等人造器械放置到病变部位，从而起到无须开刀也能治病的目的，让患者受到的创伤大大减小。

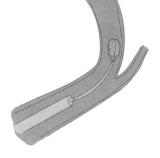

在很多介入治疗手术中，患者都是清醒的，术后也仅仅需要在穿刺的大血管处压迫止血数小时，卧床 24 小时，患者往往次日就能下床活动。待穿刺点愈合后，身上连伤疤都没有。

经动脉取栓治疗，也是一种介入手术，它是从大腿根的动脉血管处，插入一根细细的导管，在特殊的 X 光机的引导下，让导管游行到大的脑部血管附近，通过造影成像技术，直接看到哪根血管的哪个部位不通，然后通过管道放进去特殊的工具，把堵住血管的血栓直接取出来，以恢复血供。不过，动脉取栓治疗虽然效果好，但最好是在发病 6 小时以内进行，因此，符合取栓要求的患者并不多。

▶2. 内镜治疗

内镜治疗就是在手术部位开一个直径约 1 厘米的小洞，利用带摄像头的设备经小洞进入人体内部，医生便能清楚地看到人体内的情况。再通过另外两个小孔，把特殊的手术器械放到体内，医生就能在体外进行操作了。一般情况下，这种手术往往仅需几个直径约 1 厘米的小孔就能完成，大大减轻了患者的痛苦。

还有一些情况，医生需通过内镜沿着人体的某些生理通道进行手术操作，如沿着胃肠镜进行胃息肉或胆管病变的手术治疗，这种治疗连"打孔"的创伤都避免了。

神经内镜就是内镜的一种，它是通过在脑部打开一个小孔，将设备经导管探入颅内对脑部病变进行清除的一种方法，现在常用于清除脑出血的血肿，具有手术创伤小、安全性高等优点。

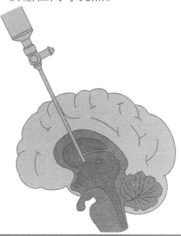

>> 中风患者需要"开刀"的情况

脑梗死会引起脑水肿，梗死的范围越大，水肿就越明显，最终引起脑疝，危及生命的可能性也越大。在这种情况下，医生就要通过部分颅脑切除和硬脑膜切开减压手术，使肿胀的脑组织通过切口向外膨胀，而不至于挤压其他脑组织，在一定程度上能避免脑疝的形成，这样才能尽可能地挽救患者的生命。

具体来说，在出现以下这几种情况时，医生更可能考虑给患者"开刀"。

▶ 1. 梗死范围较大或梗死部位在脑干附近

临近脑干的部位（如小脑）较大面积的梗死容易导致脑疝。因为小脑就"趴"在脑干上方，后边是后脑勺的坚硬脑壳，上边是小脑幕，一旦肿起来，辗转腾挪的空间就非常有限，很容易向前下方压迫脑干引发危险情况。

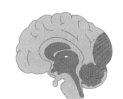

▶ 2. 患者相对比较年轻

年轻人的脑组织较为饱满，没有脑萎缩，头颅内的空间较小。一旦出现脑水肿，肿胀起来的脑组织挤压的安全空间也较小，反而比老年人更容易造成危险。

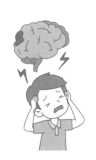

▶ 3. 患者有高血压、心梨衰竭病史等

目前认为，高血压和心力衰竭可能更易导致患者的脑血流调节异常以及侧支循环不良，从而也更容易导致脑水肿加重。

▶ 4. 患者发病后血压较高

有研究表明，脑梗死症状出现12小时后，血压较高（收缩压不低于180mmHg）的患者容易出现严重脑水肿。

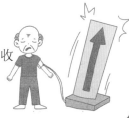

▶ 5. 患者发病后 24 小时内出现恶心、呕吐症状

恶心、呕吐等症状本来就是颅内压增高的常见临床表现，如果脑梗死患者在发病早期就出现了恶心、呕吐等症状，提示患者具有脑压增高的可能。

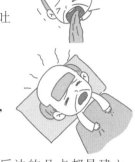

▶ 6. 患者在脑梗死早期即出现发热

有研究显示，脑梗死患者发病早期出现发热症状，或者血常规提示白细胞升高，都提示脑梗死预后不良。

在以上几种情况当中，以第一点最为重要，因为后边的几点都是建立在较大面积脑梗死基础之上的，如果患者的梗死灶本身很小，即使出现水肿也不会太严重，更不需要"开刀"。

➤➤  怎样判断要不要"开刀"治疗

▶ 1. 症状

如果患者的脑梗死症状已经很严重，比如出现言语障碍，以及频繁的恶心呕吐，甚至意识不清、频发抽搐等，表明可能已经有了比较严重的脑水肿，需要手术处理了。

▶ 2. 体征

医生通过体格检查，发现患者的脑组织受累范围较大，或病变出现在大脑的重要部位，或者已出现瞳孔异常、肢体完全瘫痪、多种病理性体征出现等，也会考虑"开刀"治疗，尽快挽救患者的生命。

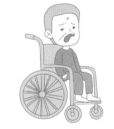

▶ 3. 辅助检查

通过 CT 或核磁共振等检查，特别是核磁共振，医生发现患者的梗死部位和病变范围较为危险，可能随时危及生命时，也要考虑手术治疗。

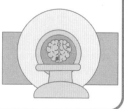

疾病小知识：重症脑梗死患者是否都需要手术治疗

首先我们要了解，凡是医生建议考虑外科手术治疗的脑梗死患者，都属于重症患者。据统计，大约有10%的缺血性脑卒中（脑梗死、脑栓塞等）会导致严重到足以引起脑疝的重度脑水肿。如果任其发展，这种情况的死亡率会高达78%，手术能够及时改善这种危急情况。

但是，手术本身存在风险，加上患者病得很重，手术风险更大。除了术中可能会出现问题之外，术后还可能出现感染、脑积水、癫痫发作、皮瓣凹陷综合征等多种情况。因此，重症患者也并非全部需要外科手术治疗，医生只有在权衡之后，认为手术利大于弊，才会建议手术。

TIPS

如果是重症脑梗死或脑梗死的患者，是否需要进行外科手术，还要神经内科和神经外科医生共同评估，除了结合患者的症状、体征和相关辅助检查的结果外，还要考虑患者的基本身体状况，毕竟开颅手术不是小手术，本身也存在较大风险。如果患者年纪较大，基础疾病较多，心肺功能较差，术中、术后出现问题的风险就会成倍增加。

 彩虹医生说

脑疝会危及生命，但却不是脑梗死导致死亡的唯一原因，如果梗死出现在脑干这个生命中枢上，不需要有脑疝，就会直接危及生命。有研究认为，脑梗死后的脑水肿高峰期多出现于发病后的24～72小时，此后持续5～10天不等。所以这个时期也被称为脑梗死的急性期，也就是老百姓常说的"危险期"。

有治疗中风的"特效药"吗

　　许多脑血管病患者在恢复期的治疗过程中，经常在报纸、电视或杂志上看到一些所谓"新药""特效药"的广告，称这些药物能在短期内让患者恢复健康，于是就花钱买来服用。其实脑血管病大多是因高血压、糖尿病、高脂血症等慢性病引起的，治疗也是一个漫长的过程，并不存在所谓"新药"或"特效药"。如果说有"特效药"，那就是在急性脑梗死的超早期进行的溶栓治疗。这种方法有一定的可能性能让患者减少甚至避免后遗症的出现。

》 1分钟认识溶栓治疗

　　我们通常所说的溶栓治疗，也叫作经静脉溶栓治疗，就是通过输液（静脉药物输注）的方法，往血管里输注溶栓药物，把已形成的血栓给"溶"掉。类似于水管堵了，里面有铁锈，往里面灌点儿硫酸，把铁锈溶化，使管道再通。很简便，打吊针即可解决问题，道理也很简单，血管内形成血栓，用药物直接溶开，恢复血流。

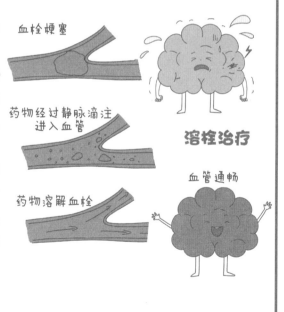

血栓梗塞

药物经过静脉滴注进入血管

溶栓治疗

血管通畅

药物溶解血栓

溶栓治疗有什么风险吗

溶栓治疗听起来很完美，但也有着相当的风险！溶栓药物是作用于血液的凝血系统的，它在短时间内打破原有的整个凝血系统的平衡，如有不慎，可能导致全身某个或某几个重要器官（脑、消化道、皮肤黏膜常见）出血，情况严重时可危及患者的生命。脑梗死患者多数有动脉硬化，血管较"脆"，在溶栓的过程中，更容易出现血管内膜的损伤，甚至破裂；此外，梗死灶处的组织在血流中断的这段时间内产生了一系列的变化，无论是神经细胞本身还是血管的细胞结构都出现了损伤，血流再通后损伤的血管就有可能承载不了压力，破裂出血，其结果就是——刚得脑梗死，再得脑出血。后果可想而知。

所以，对于这类治疗，医生的评估都是很严格的，行业内有着一整套的标准，列出了明确的适应证、禁忌证等要求，来筛选哪些人可以溶栓，哪些人不能。这些要求比较复杂，需要专业的人来判断，你只要尽快去医院，听从医生安排就好了。

想要进行溶栓治疗，需要注意什么

目前，静脉溶栓治疗时机国内标准一般不超过发病后的 4.5 小时，最长不超过 24 小时。这里说的"时机"，医生们也称之为"时间窗"，发现自己或家人脑梗了，越早前往医院，就越能争取到超早期治疗。但在估计发病时间时，也要注意下面两点：

▶ 1. 时间起点不一定是你感觉到症状的时间点

比如，你晚上 10 点睡觉时还是好好的，夜里 2 点起床上厕所也没感觉不适，等 6 点起床时发现半身瘫痪，起不来了。那么，这个时间点肯定不是前一晚的 10 点，但也不是早晨的 6 点，而应该是夜里 2 点。也就是说，发病时间应该是在夜里的 2~6 点之间。如果中间一直未醒，那么时间点的确定以你的睡眠中最近一次感觉正常的时间为准。

▶ 2.时间起点不是你感觉症状明显的时间点

如果你在早上起床时就感觉有些不适，比如说话不利索、腿脚不听使唤，但没当回事，到了晚上症状突然加重，比如说不出话、胳膊和腿无法动弹，那么你的发病起始时间就应该是当天早上，而不是晚上。

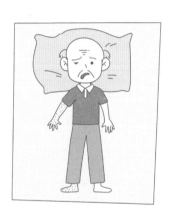

 彩虹医生说

治疗脑血管病的关键因素就在于"快"，能早1分钟就医，绝不晚1秒。为保证做到"尽快"，一定不要有以下这几个想法：

⊗再观察看看，寄希望于病情会自己慢慢好转。

⊗认为到家附近的小诊所输点儿液就好了。

⊗只找自己熟悉的医生，如果不是自己熟悉的医生，就先不看。

⊗只想去自己去过并认为靠谱的医院，哪怕路途较远也要去，不肯就近就医。

⊗不去急诊，直接去找之前去过的门诊或住过院的病区。

第四章

痴呆不可怕，
做好防治是关键

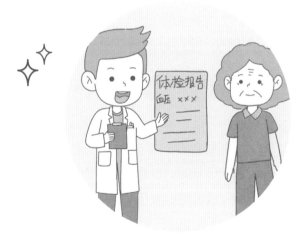

关于痴呆，你了解多少

说起痴呆，我们的第一反应就是与老年人联系在一起，于是"老年痴呆""老糊涂"等名词也应运而生。实际上，痴呆患者未必都是老年人，老年人也未必都是"老糊涂"。

» 1分钟了解痴呆

很多人认为，痴呆就是一种"老年病"，根本治不好，也没必要治。

随着年龄的增大，老年人确实会更容易出现痴呆现象，但痴呆并不是老年人的"专利"，"老年痴呆"也不是一个规范的诊断名词，它只是一大类表现为认知水平下降的疾病。

医学研究发现，痴呆可能由大脑特殊部位异常萎缩等原因导致，不过"脑萎缩"只是"果"，并非"因"，根本的发病原因有很多。而且，痴呆虽然不易治疗，但它绝不是不治之症，而是一种可防可治的疾病。

» 关于痴呆的"五多一少"

从医学上来说，痴呆是指大脑器质性病变所引起的一组以认知能力下降为特点的综合征。之所以说痴呆是一组"综合征"，是因为许多疾病都会出现痴呆的症状，如阿尔茨海默病、各种脑血管病、甲状腺功能减低、艾滋病、脑部肿瘤、脑外伤等，其中以阿尔茨海默病和脑血管病引起的血管性痴呆最为常见。

但是，大家对痴呆的认识并不全面，尤其是目前存在着"五多一少"的问题，需要引起大家的重视。

1 误区多

关于痴呆的认识误区有很多，除了很多人认为老年人才会得痴呆、痴呆治不好等，还有人认为痴呆就是阿尔茨海默病、痴呆具有遗传性、记忆减退就意味着痴呆、痴呆不会致命……这些都是对痴呆缺乏科学的认识。

实际上，导致痴呆的原因很多，有些痴呆也是可以治疗的，阿尔茨海默病只是痴呆中最常见的一种类型而已。而大名鼎鼎的阿尔茨海默病患者，在所有痴呆患者中也只占 60% 左右。

2 发病患者数多

根据 2019 年发表在全球顶级医学杂志《柳叶刀－神经病学》的相关数据显示，我国目前有痴呆（病）患者超过 1 000 万，其中 60 岁以上人群痴呆患病率为 5.3%，女性患者是男性患者的 1.65 倍。另外，还有约 3 100 万轻度认知障碍（已开始出现痴呆早期症状）人群，有近 1 000 万中风后出现痴呆症状的人群。共计 5 000 多万痴呆和认知障碍人群。

3 病因多

痴呆是一大类疾病的总称，常见的痴呆类型包括阿尔茨海默病、血管性痴呆、帕金森病痴呆、额颞叶痴呆等。究其致病因素，与年龄、遗传、"三高"、肥胖、吸烟、酗酒、心脏疾病、慢性肾病、阻塞性睡眠呼吸暂停、身体运动不足、社会隔离、使用某种药物或接触某些毒物等有关。

4 并发症多

痴呆患者最大的特点，就是因认知功能下降而导致自理能力变差，有些人还会存在攻击行为等精神问题，这就会导致自伤、误伤、伤人等问题。

如果是比较严重的痴呆患者，还会失去最基本的判断力，对于什么是饿、什么是痛等无法分清。再严重些的患者，还需要长期卧床，随之而来的就是肺部感染、尿路感染、皮肤压疮等问题，这些并发症又会导致患者病情加重，甚至危及生命。

5 诊疗细节多

由于痴呆是一组复杂的疾病，具体病因至今仍在研究和完善之中，其诊疗过程也会更加复杂。尤其在早期诊断时，并不能仅仅通过拍个片子、化验一下血就能确诊，通常还需要医生细致的问诊和体格检查，以及配合某些特殊的量表打分来综合判断。因为有相当一部分痴呆是缓慢发病、慢慢加重的，这类患者还要定期就诊，以随访观察。

在治疗上，痴呆也不能只通过服药就万事大吉了，还需要配合生活方面的调整、慢性疾病的防控，甚至需要通过刻意的文化学习、益智训练来延缓疾病的发展。因此，这类疾病对于家属和陪护人员的要求也非常高，如何陪伴、帮助患者益智，是一项专业性较强的工作。

6 及时就诊者少

虽然痴呆发病率很高，但真正因为痴呆到医院就诊的患者却很少。特别是早期患者，因为人们对该病的认识不足，对其后期病情的严重性缺乏预判，往往会失去最佳的治疗时机，直到患者的症状很严重时才到医院就诊，结果也失去了延缓疾病发展的机会。

想要确诊痴呆，需要大量的专业知识与经验，但我们也可以通过自我筛查来大致了解一下自己的认知功能，当然，最终结果还是需要到医院进行专业诊断才能确定。

下面这几道题目，可以快速反映出你的认知功能，包括记忆力、视觉空间能力与语言表达能力。

（1）看一下这几个词：脸、绿色、向日葵、茶杯、城堡。

（2）今年是哪一年？现在是几月？今天是几日、星期几？现在你在哪个城市、具体什么地方？

（3）猫在房间的时候，狗总是跑到门口外面。

第一题是筛查记忆力，5分，你先重复阅读"脸、绿色、向日葵、城堡"5个词，确保自己已经记住。之后去做其他事情，5分钟后回忆这5个词，每回忆起一个计1分。能回忆起来的词少于3个，也就是计分少于3分，说明你的记忆力不是很好。

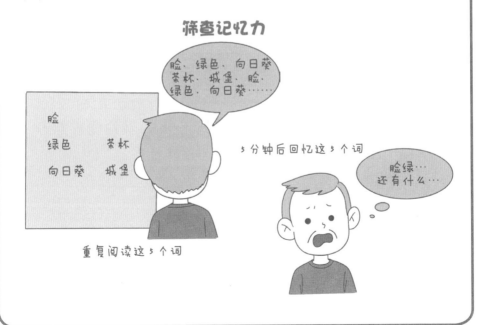

筛查记忆力

脸、绿色、向日葵茶杯、城堡、脸、绿色、向日葵……

脸
绿色　茶杯
向日葵　城堡

重复阅读这5个词

5分钟后回忆这5个词

脸绿…还有什么…

第二题是筛查定向能力，6分，包括6道题，每回答对一道，计1分。你要自己来回答，不要寻求别人帮助，也不要借助工具查询。能答对的问题少于4个，也就是计分少于4分，说明视空间能力出现了问题。

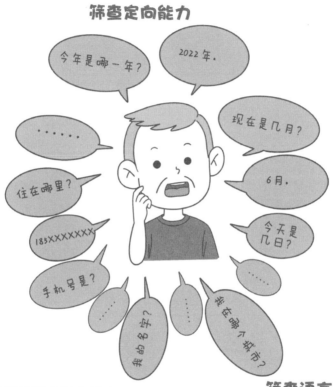

筛查定向能力

今年是哪一年？

2022年.

现在是几月？

6月.

今天是几日？

……

住在哪里？

185XXXXXXXX

手机号是？

我的名字？

……

我在哪个城市？

……

第三题是筛查语言能力，1分。操作时，请家人帮你一下，让家人对你说出这句话，然后你再一字不差地重复出来；停一会儿后，再重复一遍，并且一定要准确。如果重复时出现错误，或出现了替代词，都不算正确，不得分。如果不能得分，说明语言能力有问题。

筛查语言能力

猫在房间的时候，狗总是跑到门口外面。

猫在房间的时候，狗老是跑到门口那边。

以上三道题目只要有一道存在问题，我都建议你到医院做进一步的检查。

TIPS

正常情况下，老人的记忆力也会有所减退，但对日常生活、工作等不会造成严重影响，属于正常的老化，我们称之为健忘，也称良性健忘症，这种只是老年人脑功能衰退的表现，不是病。但痴呆患者大脑的变化却不像正常老化那么简单，而是出现了与常人不同的病理改变。然而，健忘与痴呆的早期症状很多时候难以区分，所以，当你发现自己或家人记忆力下降，特别是会"丢三落四"的时候，及时到正规医院神经内科就诊。

 彩虹医生说

目前，痴呆的治疗主要包括药物治疗和心理、社会行为治疗。针对痴呆的引发原因不同，所使用的药物也有所不同。心理、社会行为治疗主要是对患者进行精神状况的评估和监测，并在病情发展中及时调整治疗方案，进行安全评估和干预。此外，还要针对患者的某种具体行为、情感或认知状态实施治疗，包括行为治疗、情感治疗、认知治疗等。

到底是哪些原因导致了痴呆

有时我们发现，同样是老年人，有的人已经年纪很大了，头脑仍然很灵光；而有的人并不算很老，大脑就稀里糊涂了。到底是什么原因导致这种不同呢？

这就涉及到影响痴呆发病的危险因素。这些危险因素既包括年龄、遗传等无法控制的"不可变"危险因素，也有高血压、吸烟、肥胖等可控和调节的"可变"危险因素。

>> "不可变"危险因素

▶ 1. 年龄

痴呆在老年人群中发病率比较高，其中一个主要原因就是年龄。有研究发现，60 岁以上的老年人中，阿尔茨海默病的患病率会随年龄的增长而升高，年龄每增长 5 岁，患病率就增加 1 倍。

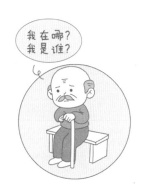

血管性痴呆的发病率仅次于阿尔茨海默病，有 15%~20% 的痴呆患者为此类型。哪些人易得血管性痴呆？多数为患有脑血管病的老年人，如脑梗死、脑出血等疾病的人群。

▶ 2. 性别

健康女性从 50 岁起，大脑体积就开始缩小，而男性出现脑萎缩的年龄至少比女性晚 10 年，原因在于男女激素水平下降幅度不同，女性衰老速度比男性更快。尤其在绝经后，女性雌激素等性激素水平下降明显，衰老加速，痴呆的总体发病率也要高于男性。

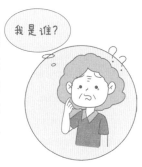

▶ 3. 遗传

遗传也是痴呆发病的一个危险因素，如果家族中有其他痴呆患者，则概率比无家族史者高。通常这类与遗传有关的患者占总患者人群的 10% 左右。

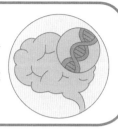

》 "可变" 危险因素

▶ 1. "三高"

高血压、高血糖、高血脂这"三高"会增加患脑血管病的风险，尤其是高血压，现在有研究认为，它可能是心血管疾病方面导致痴呆最重要的可变危险因素。虽然血压与痴呆风险之间的关系比较复杂，但结合多研究分析，高血压病患者，尤其在中年发生高血压病的患者，痴呆风险约是正常人的 1.5 倍。

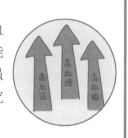

▶ 2. 高同型半胱氨酸血症

对于同型半胱氨酸（HCY），本书第二章相关内容已经介绍过，它是中风的危险因素之一，是一种氨基酸(甲硫氨酸）在人体内代谢过程中的中间产物，过高的同型半胱氨酸水平会加速动脉硬化的进程。不仅如此，现在已有研究发现，高同型半胱氨酸血症也可能是痴呆的危险因素之一。

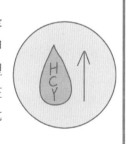

▶ 3. 心脑血管病

目前，很多研究已经证实，心脑血管风险或疾病负担等情况与痴呆的发病风险相关，这类疾病包括心肌梗死、颈动脉粥样硬化、冠状动脉钙化、视网膜病变等。其原因可能是血管病变导致了脑部供血发生变化，造成直接或间接的脑神经损伤，使得部分脑功能出现障碍。

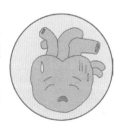

▶ 4. 肥胖

一些研究发现，中年肥胖会令晚年痴呆的相对风险增加约 50%。

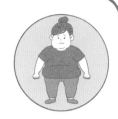

▶ 5. 吸烟、酗酒

世界卫生组织发布的《烟草使用知识概述》报告中，有一项研究显示，吸烟是导致阿尔茨海默病的危险因素，全球大约有 14% 的阿尔茨海默病患者与吸烟或接触二手烟有关。究其根源，可能是因为烟草中的尼古丁会直接损害血管内皮，激活凝血因子，引发脑血管病。而多次发生脑血管病，必然会增加血管性痴呆发病率。

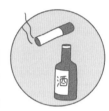

过量饮酒会使大脑麻痹或兴奋，长期处于这种状态时，就会造成大脑损伤，严重时会出现大脑萎缩，导致痴呆发生。

▶ 6. 维生素 D 缺乏

有证据表明，维生素 D 缺乏与老年人认知损害相关。与维生素 D 充足者相比，体内维生素 D 严重缺乏者（低于 25nmol/L），患上痴呆的相对危险度为前者的 2 倍左右。

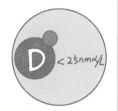

▶ 7. 听力损失

越来越多的研究提示，外周性听力损失可能是发生痴呆的危险因素，其作用与年龄和其他因素相对独立。这一现象可能与听力问题导致患者与外界沟通获取信息受限有关。

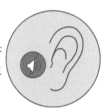

▶ 8. 睡眠障碍

目前有研究发现，对于一种常见但不常被大家所重视的睡眠问题——阻塞性睡眠呼吸暂停（OSA），与痴呆发病率有关。与正常人相比，OSA 患者痴呆发生率可增加 26%。

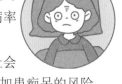

除此之外，老年人情绪抑郁、较低的教育水平、与社会较长时间隔离、毒素与空气污染等，也会在一定程度上增加患痴呆的风险。

当前，医学界对痴呆的总体认识仍处于初级阶段，以上危险因素大多也是通过观察性研究得出的结论。很多时候，某个危险因素到底是"因"还是"果"并不完全清楚。但随着人们对痴呆这类疾病重视程度的增加，痴呆的发病机制必将有更清楚的阐明。当明确病因及发病机制后，治疗痴呆甚至治愈痴呆就可能不再是梦想了。

》 预防痴呆的有效措施

▶ 1. 多动脑

我们的大脑与机器一样，需要不断地运转才能更好地发挥作用，所以平时应养成多用脑、多动脑的习惯。尤其是老年人，大脑机能已逐渐退化，更应该注意训练。

比如，平时可以玩玩简单的数字游戏、拼图游戏、纸牌游戏等，进行脑部训练；或者培养一两项有益的兴趣爱好，如弹琴、练字、剪纸、侍弄花草等，这些能用到手指的动作都会延缓脑神经的退化，让脑子越用越灵活。

▶ 2. 多沟通

要想让大脑保持灵活，平时多与人沟通交流也很重要。有研究发现，那些心胸开阔、性格外向的老年人，患痴呆的风险要比性格内向、孤僻的人低得多。

现在，很多老年人都是独居，家里没人交流，长期下去，大脑中掌管语言的部分就会慢慢退化，逐渐丧失原有的功能。更严重的是，孤独久了还会引发情绪的抑郁，当抑郁发展到一定程度，人看起来就会呆呆傻傻的，患痴呆的可能性也会增大，所以老年人最好不要独居。如果不得不独居，平时也要多外出与人交流，多跟人聊聊天、说说话，对身心健康都有益。

▶ 3.定期到医院体检

老年人一定要定期到医院检查身体，积极预防和治疗高血压、糖尿病、冠心病等慢性疾病。"三高"及心脑血管病等会增加患痴呆的风险，只有将这些慢性病控制在安全范围之内，才能从根本上预防痴呆的发生。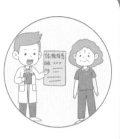

TIPS

看电视时间较长，会让大脑的认知能力长时间处于一种被动接受的状态，让脑子变得越来越"懒"。长此以往，就会导致大脑整体认知功能下降。所以，老年人平时应控制好看电视时间，最好每天控制在 2 小时以内，电视节目也多选择一些新闻类的，因为经常关注社会事件能促使大脑多思考，增强大脑的活力。不看电视的时间如何打发呢？散步、下棋、跳舞、钓鱼等，都是不错的选择。

 彩虹医生说

现在有研究显示，老年人在短期内使用某类药物，如抗组胺药（某些抗过敏药物）、阿片类药物（某些止痛药物）等，可能会损害大脑的认知能力，但这种效应一般较短暂且可逆转。不过也有研究指出，药物使用与新发痴呆之间还存在"剂量－反应"关系，造成某些患者的认知障碍可能无法逆转，这类药物一般包括苯二氮䓬类（某些安眠药）、抗胆碱能药（如治疗帕金森病的药物）和质子泵抑制剂（某些抑酸胃药）等。

痴呆发病的"预兆"，你要留心

大多数的痴呆问题并不是一步到位的，而是有着一个缓慢而逐渐加重的趋势。也就是说，大多数痴呆患者在出现明显的智能障碍以至生活不能自理之前，都有着一个过渡期，我们也称它为痴呆早期。在这个时候，患者往往已经开始出现一些异样，只是由于绝大多数人没有留意而没有及时诊治，甚至认为这并不是病，结果导致病情一步步加重。

》》 1分钟认识轻度认知障碍

很多人认为，人上了年纪记性就会变差，这是正常现象。的确，随着年龄的增长，人的认知能力会下降，但是，这种认知能力的下降速度和程度相对于痴呆是相对缓和的。在医学上，我们把这种介于正常认知水平与痴呆之间的中间状态称为轻度认知障碍（MCI），而某些形式的轻度认知损害，也可认为是痴呆的早期表现。

要认识轻度认知障碍，首先要知道什么是认知：简单来说，认知能力就是人在记忆和思维方面的能力。"认知障碍"就是人的认知出现了问题、障碍，而"轻度"则表明这种问题还达不到疾病（痴呆）的程度，但已经表现出了某些"预兆"。

》》 轻度认知障碍有哪些症状

▶ 1. 记忆力下降

记忆力下降也是痴呆最明显的"预兆"，有时你见到一个熟人，可能半天都想不起来对方是谁、叫什么名字；或者是近期准备完成的事、跟别人商量好的事，也很快就忘记了。

与真正的痴呆相比，轻度认知障碍时的记忆力问题，患者本人往往是自知的，知道自己记忆力变差了；而痴呆患者对于相对更加严重的记忆问题却并不自知，所以很多家人对患者的描述就是"好忘事，自己还不承认"。

不过，记忆力下降本身并不是一个非常特异的症状，很多长期失眠、焦虑的人也容易出现记忆力差的问题。所以，是否属于轻度认知障碍，还需要专业医生的识别和评价。

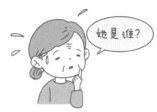

▶2. 生活能力下降

这一点最直观的表现就是做事没以往利索了，比如做饭时忘了放盐、洗衣服忘了漂洗，原本很麻利的老人变得有些拖沓，原本很注意整洁的老人变得有些邋遢，或者喜欢重复地整理衣物、反复摆放已经摆放整齐的物品等。有些人还会出现在原本熟悉的地方"转向""迷路"等问题。

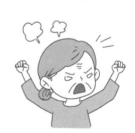

不过，这些症状可以是瞬间的，有时停下来想一下，又会回想起来。

▶3. 脾气发生变化

原本性格和蔼、彬彬有礼的老人，脾气慢慢变差，变得易怒、挑剔、易伤感、过分担忧某些大家都认为没必要担心的事情，或者出现焦虑、淡漠、自卑、自我评价低、不愿与人交流等抑郁情绪。甚至是原本从不骂人的老人开始出现骂人、打人等攻击性行为。

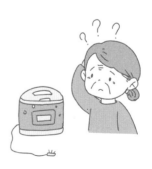

▶4. 思维能力下降

学习新事物的能力明显下降，比如使用并不复杂的新家电时总也学不会或记不住；专注能力下降，做一些需要专注的事，如看书、写字等，比以前感觉困难；计算能力也大不如前，有时买个东西还会算错账。

▶ 5. 语言沟通能力下降

与人交流时不再顺畅，表达时词不达意、颠三倒四，或者说话开始变得啰嗦、重复、语言空洞乏味，或者反应迟钝、刻板。有些人还变得不愿意与人沟通，原本开朗的老人开始变得沉默寡言，到完全不能形成完整的语言，说话支离破碎，最后发展到一句话也说不出来。

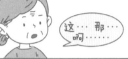

》 怀疑轻度认知障碍时要做的检查

▶ 1. 脑部 CT 或核磁共振检查

这两项影像学检查可以通过脑部的形态变化发现一些问题，如全脑或局部的脑萎缩，记忆、情感精神脑区的损害性病变等。

当然，要想看得更清晰，核磁共振检查要比脑部 CT 提供的信息量更大，它通常可以精确地

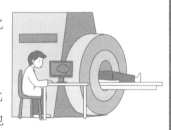

定位病灶，看得清楚、全面，发现问题的可能性和准确性自然也更高。而且核磁共振还有一点好处，就是没有辐射，而脑部 CT 检查是有辐射的。

▶ 2. 神经心理学检查

这项检查主要针对患者的记忆、语言和思维状况，目的是深入了解患者的脑部和思维状况。通常来说，这项检查主要是对患者的以下几项能力进行测试：

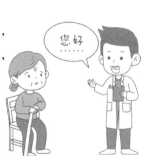

- ◆ 语言沟通能力
- ◆ 书写和理解语言能力
- ◆ 学习和记忆信息能力
- ◆ 运用推理与逻辑思维能力
- ◆ 完成数学和数字相关问题的能力

这项检查的时间大约需要 1 小时甚至更久，需要专业的神经心理学医生实施并评判。

▶ 3.血液、脑脊液相关指标

相比于脑脊液检查，血液检查对患者来说伤害较小，是临床试验的理想标本获取方式，对于轻度认知障碍患者来说，血液检查相关指标也越来越常见。通过检查一些与痴呆相关的血液或脑脊液中的标志物，如Aβ-42、tau蛋白、同型半胱氨酸、APOEε4基因型等，来判断患者是否患有认知障碍，特别是对阿尔茨海默病的诊断有一定的辅助意义。

TIPS

　　在做核磁共振检查前，一定要去除身上的金属物品，因为核磁共振检查会让金属产生热量，严重时甚至会灼伤皮肤。而且金属物品还会在磁场作用下，与患者身体或其他设备发生碰撞，造成伤害。如果装有心脏起搏器、胰岛素泵等，是绝对不能做核磁共振检查的。但近年来，由于材料技术的发展，很多支架，甚至是骨科使用的部分金属钉、金属板，甚至是关节假体等植入术，也可以完成核磁共振检查。因此，当手术植入支架等某些植入物时，切记问一下主治医生，以后能不能正常进行核磁共振检查，最好能将注入材料相关说明复印或拍照保存。

 彩虹医生说

　　对于痴呆的诊断，往往并不是查个血或拍个片子就能确诊或排除了，往往需要结合患者的发病特点、伴随症状，还需要配合完成相关量表答题等综合判断，甚至有些时候还需要反复随诊，观察患者症状发展及变化情况，总之是一个专业且复杂的过程。因此对于痴呆的诊治，应当尽早正规医院神经内科就诊，且目前一些大型医院或神经专科强势医院还开设有"记忆门诊"等专门针对痴呆筛查和诊治的专病门诊。

● 得了脑萎缩就是痴呆了吗

有些中老年人的体检报告出来后，结论上可能会出现"脑萎缩""老年性脑萎缩"等字眼。这时很多人就不淡定了："我平时好好的，怎么就'脑萎缩'了呢？""脑萎缩？难道我要变成痴呆了吗？"

我在接诊过程中经常会被问到这些问题。那么，当我们的报告单上出现"脑萎缩"时，到底意味着什么病呢？

≫ 脑萎缩到底是什么病

我们平时所说的"脑萎缩"主要指在 CT 或核磁共振的片子上发现的脑组织体积变小，脑子里的空隙（脑室和蛛网膜下腔等）变大。这个术语其实属于影像学表现，并非严谨的诊断名词，只是脑子"变小了"的一个表象。

我们的大脑会随着年龄增长而发生退化，主要表现为大脑神经细胞的减少和脑重量的降低，并且这个变化是个逐渐发展的过程，一般在 60~65 岁以后才能发现。医学影像科医生在读 CT 或核磁共振的片子时，发现上述这些现象，再结合临床医生给出的简要病史以及患者年龄（一般为 60 岁以上），最终才会得出"老年性脑萎缩"或"老年脑"这类诊断。

所以，"脑萎缩"这个诊断是以 CT 或核磁共振检查为基础，还要结合临床医生提供的病史及诊断倾向，具体是什么问题，还要综合判断才能确诊。

≫ 哪些疾病会让脑子"变小"

一般来说，出现脑萎缩的原因比较多，下面五种常见病就可能直接导致脑萎缩症状的发生。

▶ 1. 阿尔茨海默病

这个病就是人们常说的"老年性痴呆"。在 CT 或核磁共振检查时，医生会发现这类患者脑部的萎缩，主要以大脑半球（额叶和颞叶）的萎缩较为明显。这些部位主管记忆、计算、情感等，所以患者常表现为容易忘事、思维混乱、精神行为异常、生活自理能力下降等。

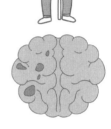

▶ 2. 脑血管病

脑梗死、脑出血等脑血管病，都是脑血管堵塞或破裂引起的脑部血流供应异常而导致的脑部疾病。当局部梗死、出血造成神经细胞损伤后，这个部位就会出现一定体积的脑组织量减少，从而出现局部的"脑萎缩"。

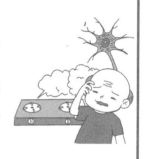

另外，如果大脑中反复出现以小血管为主的遍及全脑的多发性小梗死（脑小血管病等），也可能导致整个脑的萎缩。

▶ 3. 脑外伤、损伤、中毒

脑外伤、损伤等，都会导致局部脑组织损伤，造成局部脑萎缩。还有一种情况，全脑缺氧，最常见的就是新生儿因生产时间过长、脐带绕颈等，造成脑部缺血缺氧，严重时甚至会导致脑瘫。这种缺血、缺氧造成的脑损伤也会导致神经损伤甚至部分死亡，继而造成脑部萎缩。

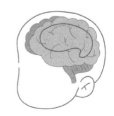

此外，一氧化碳中毒等也会造成脑部的广泛损伤，最终导致神经细胞的部分死亡，进而导致脑萎缩。

▶ 4. 脑积水

由于各种原因导致的脑脊液循环受阻、吸收障碍或分泌过多等，最终导致脑脊液量增加，都会导致脑室系统和脑表面（蛛网膜下腔）的压力增高，继而对脑组织产生压迫，时间久了，就会把脑室"压"萎缩。

▶ 5.某些脑变性疾病

这类疾病主要指脑部神经细胞因某些原因出现神经细胞异常的程序性死亡、丢失等，从而引发的一大类疾病，其中最著名的就是帕金森病。

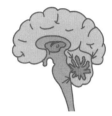

此外，还有多系统萎缩也相对常见，与帕金森病类似，也是以小脑、脑干部位为主的局部性脑萎缩。

▶ 6.某些先天性疾病、遗传性疾病

脊髓小脑性共济失调、遗传性小脑共济失调、遗传性脑白质营养不良等疾病，也会导致广泛性或局限性脑萎缩，并表现出相应的临床症状。

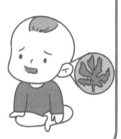

》 "脑萎缩"要治疗吗

当你拿到的报告单上提示有"脑萎缩"时，先不要过于紧张。脑萎缩分为生理性萎缩和病理性萎缩，生理性脑萎缩主要指随着年龄的增加，人脑出现的生理性体积缩小及脑部重量的下降现象，也就是"老年性脑萎缩"，大多数情况下是不需要特殊处理的。

当然，生理性脑萎缩也提示你的脑功能正在逐步退化，要防止它进一步退化，平时就要通过均衡饮食、适度运动及更多的社会交往、学习等来对抗这种退化，保证你能在晚年获得更高质量的生活。与此同时，最好定期做头部 CT 和核磁共振，以动态观察脑萎缩的程度是否有进一步发展，以便及时干预。

至于病理性脑萎缩，就要进一步查找病因，配合医生积极治疗了。

TIPS ————————— ——

　　脑萎缩的高发人群是中老年人，这部分人的身体状况已在不断下降，因此饮食更要重视。平时饮食应以清淡为主，多摄入优质蛋白和卵磷脂，减少脂肪摄入。但也不要过分依赖蔬菜，否则会导致身体缺乏维生素 B_{12}，反而会增加患脑萎缩的可能性。

 彩虹医生说

　　我经常从一些患者口中得知其有"小脑萎缩"病史，但通过临床症状及相关检查结果，患者所描述的"小脑萎缩"其实就是"脑萎缩"。在神经科医生的思维里，"小脑萎缩"是明确的以小脑部位萎缩为主的一大类疾病，更多的与遗传因素有关，也是目前医疗水平下难以治愈，甚至是难以治疗的疾病，是很棘手的临床问题。虽然小脑梗死、出血也会造成相应部位的局部脑萎缩，但医生一般不会称这类疾病为"小脑萎缩"，更不会将"脑萎缩""老年性脑萎缩"等称为"小脑萎缩"。

得了痴呆，有药治吗

痴呆是脑血管病的一种，也可以通过药物进行治疗。当下治疗痴呆的经典药物包括下面几种：

▶ **1.胆碱酯酶抑制剂**

这类药物常见的包括多奈哌齐、卡巴拉汀和加兰他敏等，它们的作用主要是对于早中期的阿尔茨海默病患者起到一定的对症处理作用。因为目前有研究认为，一些人之所以患上阿尔茨海默病，主要因为神经病变导致大脑中的一种名叫乙酰胆碱的物质相对缺乏，所以才会引起相应的症状，而这类药物就是提高大脑中乙酰胆碱的含量，以求达到改善症状的作用。

需要注意的是，这类药物也有不足之处。首先，它们只能缓解症状，对延缓病程没有实际帮助；其次，除了多奈哌齐可以治疗血管性痴呆以外，其他大部分药物都只适用于阿尔茨海默病这种类型的痴呆，对其他种类痴呆的治疗意义还有待研究。

▶ **2.NMDA 受体拮抗剂**

NMDA 受体即是 N-甲基-D-天冬氨酸受体，是人的脑中与认知功能密切相关的一类受体。NMDA 受体拮抗剂是通过减少过量的对神经有毒害作用的兴奋性氨基酸而发挥作用的。所以，医学界认为它具有一定的神经保护作用，其代表药物为美金刚。目前临床上一般用于治疗中度、重度的阿尔茨海默病，但临床观察中发现，它对于轻度阿尔茨海默病的疗效并不明显。

▶ **3.抗氧化药**

抗氧化药的代表药物有维生素 E 和司来吉兰，这两种药物都能够一定程度地通过抗氧化作用来保护神经，因而被医生们应用于部分痴呆患者，不过截至目前，从效果来看，这两种药物对于痴呆的治疗效果并不是很明确，临床使用的意义小于胆碱酯酶抑制剂和 NMDA 受体拮抗剂。

药物类别	代表药物	药理作用	缺点
胆碱酯酶抑制剂	多奈哌齐、卡巴拉汀、加兰他敏	提高大脑中乙酰胆碱的含量	只能缓解症状，多数仅适用于阿尔茨海默病
NMDA 受体拮抗剂	美金刚	减少过量的对神经有毒害作用的兴奋性氨基酸	仅对中度、重度阿尔茨海默病疗效较好
抗氧化药	维生素 E、司来吉兰	抗氧化	治疗效果不明确

疾病小知识：治疗痴呆的新型药物——甘露特钠

近年来，我国科学家研发出一个全新机制的治疗痴呆的药物——甘露特钠，也就是患者们经常提到的"971"，一种以海洋褐藻提取物为原料制备的化合物。这个药和以往的治疗理念不同，我国科学家在研究中发现阿尔茨海默病的发病原因与肠道菌群失调有关，进而对脑部产生损伤，而这个药物的作用被认为就是针对性地调节肠道菌群进而通过重塑肠道菌群、减轻脑内神经炎症、减少脑内 β - 淀粉样蛋白 (Aβ) 沉积形成等多个途径减轻神经损伤，改善认知功能及延缓疾病进程，最终起到治疗阿尔茨海默病的作用。

彩虹医生说

需要提醒大家的是，目前所有治疗痴呆的药物，都不是"特效药"。因为目前全世界对于痴呆类疾病的认识还并不深入，看似类似的症状，具体原因可能很多，所以患者用药后的效果往往也有差异。不可否认的是，以上几种药物是目前为数不多的药物中，对痴呆相对有效的，但具体选择和用法，还需正规医院神经内科专业医生的指导。我们有理由相信，随着人们对于痴呆认识的不断深入和一些新药的不断研制成功，效果更好、副作用更小的抗痴呆治疗方案将会为更多的痴呆患者所接受。

怎么吃能预防痴呆

研究证实，高糖、高脂饮食是患阿尔茨海默病的原因之一，同时也会增加痴呆的患病风险。因为高糖、高脂饮食中含有大量的饱和脂肪酸和糖，会让大脑内的 β-淀粉样蛋白水平升高，而 β-淀粉样蛋白水平越高，患阿尔茨海默病的概率就越大。

而且，高糖、高脂饮食还会加快动脉硬化的进程，令血管内壁的斑块增多，从而诱发脑血管病，同样会增加患血管性痴呆的风险。

那么问题来了，怎么吃可以预防痴呆呢？这可能都是很多中老年人想知道的事情。

》 预防痴呆这样吃

即使一些食物对预防脑血管病有帮助，但对于预防痴呆的效果也仅仅是"有可能"，以目前的研究来说，还不能绝对证明这些食物能预防痴呆。但是，还是有一些饮食习惯能让大脑获得更全面、更充足的营养，一般来说我推荐患者在饮食上遵守以下几个原则。

▶ 1. 尝试地中海饮食

地中海饮食并不是什么特殊的饮食习惯，而是一种营养学家推荐的膳食模式，为地中海地区的居民所特有，以意大利南部和希腊为代表。这种饮食模式因民族、信仰等不同也有着相应的差异，但通常都富含水果、蔬菜、全谷物、豆类、坚果类和种子类，并以橄榄油为重要脂肪来源，另外还包括适量鱼类、家禽类和乳制品及少量红肉。

有研究表明，坚持地中海饮食者，其心脑血管病患病风险及死亡率都有所降低，癌症、帕金森病、阿尔茨海默病的发病率也有所下降。更关键的是，具有这种饮食习惯的人群，轻度认知损害及痴呆发病率都比较低，且认知减退的速度也比其他人群相对更慢。

▶ 2. 保证 ω-3 脂肪酸的摄入

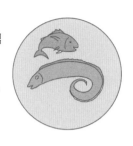

ω-3 脂肪酸是长链多不饱和脂肪酸, 大名鼎鼎的 DHA 就是 ω-3 脂肪酸的一种。目前有研究指出, 通过食用鱼肉（主要是深海鱼）或深海鱼油等补充剂, 对心脑血管病有益, 并可能降低冠状动脉性心脏病、中风的死亡风险。

所以, 我一般会建议中老年人, 如果有条件, 每周吃两次富含鱼油的深海鱼, 如带鱼、黄花鱼、金枪鱼、鲳鱼等。有些朋友说三文鱼也是深海鱼, 为什么我不推荐呢? 因为它虽然鱼油含量较高,但价格也比较贵,相比之下, 其他几种鱼类可能更具优势。

▶ 3. 补充足够的维生素

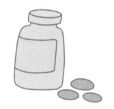

有研究发现, 当我们从膳食中摄入较高的抗氧化剂时, 将有利于降低痴呆（尤其是阿尔茨海默病）的风险。具有抗氧化性质的维生素主要包括维生素 E、维生素 C、β - 胡萝卜素。

叶酸、维生素 B_6 和维生素 B_{12} 也对预防痴呆有一定的作用。医学研究人员在为一些痴呆患者检查时, 发现这些患者的血同型半胱氨酸比常人高, 而降低同型半胱氨酸可以在一定程度上预防心梗、脑梗等心脑血管病, 并能治疗一些与同型半胱氨酸有关的高血压病。而通过补充叶酸、维生素 B_6、维生素 B_{12} 等物质, 就能帮助降低体内的同型胱氨酸。

此外,医学研究发现,维生素 D 缺乏与老年人认知损害也是十分相关的, 缺乏维生素 D 会增加患痴呆的风险。所以老年人有必要适当补充维生素 D。

▶ 4. 控制热量摄入

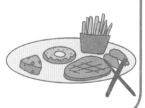

控制热量不仅能有效地预防高血压、糖尿病, 还能减少患阿尔茨海默病的风险。有研究显示, 限制热量摄入可以减少全身细胞代谢的氧化应激反应, 而氧化应激反应可导致老年痴呆、帕金森病、糖尿病等与

TIPS

压榨植物油、坚果、果蔬、乳类、蛋类中含有较丰富的维生素E；新鲜果蔬中含有丰富的维生素C，尤其是鲜枣、鲜辣椒等；胡萝卜、绿色蔬菜、芒果中含有较丰富的β-胡萝卜素。叶酸广泛存在于动植物性食品中，如动物内脏、蛋类、鱼类，以及梨、蚕豆、坚果类、大豆类食品当中；维生素 B_6 在酵母菌、动物肝脏、谷粒、肉、鱼、蛋、豆类及花生中含量较多；维生素 B_{12} 也在动物肝脏、肉类、乳制品、鱼类中有较丰富的含量。鱼类、乳品类、蛋类等食物中含有一定量的天然维生素D，平时可适当多吃些。对于户外活动不足的很多人来说，单纯饮食可能就无法满足必需的维生素D摄入需要，也可以每日服用含 $10\sim20\mu g$ 维生素D的补充剂。

年龄衰老相关的神经系统疾病。

因此，一些含热量较高的食物，如黄油、奶油、奶酪、红肉、油炸食品，以及加工过的垃圾食品、甜品等，平时要尽量少吃或不吃。

▶ 5. 提升食物中的水分含量

一些食物中含有丰富的蛋白质、脂肪、维生素等，直接经过高温加热后，其中的营养成分就可能转变为部分有害物质，损害身体健康。所以在吃肉类、鱼类时，不妨先让食物在沸水中加热少许时间，再进行烹饪，或通过蒸、煮等方式，让水分充分进入食物当中，降低烹调中有害物质的产生。

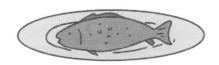

▶ 6. 做到"三定、三高、三低"

"三定"就是每天的饮食尽量做到定时、定质、定量，基本都在相同的时间段吃饭，食物要清淡而营养，每顿饭吃到七八分饱即可。人到中年之后，饮食方式要像"羊吃草"一样，饿了就吃点儿，每次不多吃，让胃肠一直保持不饥不饱的状态最好。

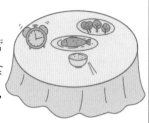

"三高"是指一日三餐要高蛋白、高不饱和脂肪酸、高维生素，既能满足身体所需的营养物质，又不会摄入过多的热量。

"三低"则是指低脂肪、低糖、低盐。

这都是预防脑血管病的关键所在。

 彩虹医生说

现在有些食物或治疗方法一度被炒得很热，说能够有效预防痴呆，如银杏制品、非甾体抗炎药、激素替代疗法等。但实际上，通过多年的医学研究和观察，这些食物与疗法已被证实对预防和治疗痴呆并没什么效果，大家不必过于迷信这些宣传广告。身体对营养的需求，不是某几种食物就能完全覆盖的，"什么都吃、什么都不吃多"才是最健康的饮食方法。身体健康了，不缺这少那，才能预防百病，也更不容易患上痴呆。

第五章

血管"减龄"妙招，现在学来还不晚

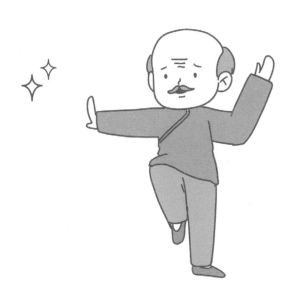

关于"软化血管"

喝醋不能软化血管，醋泡食物同样没有这个功效，因为这只改变了食物的口感口味，并没有改变食物的成分。简而言之，那些民间所传的醋泡花生、醋泡黑豆等，只是一道普通的菜而已。需要注意的是，醋具有一定的腐蚀性，喝多了容易灼伤胃黏膜和食道，给身体带来不必要的伤害。

》 "软化血管"的有效方法

血管的"硬化"是长期的多因素影响的结果，并没有"一招鲜"的方法，因此，最大程度上保护血管，不让其"硬化"，就是最好的"软化"血管的方法。能让血管"减龄"的有效方法，就是养成健康的生活习惯，努力让血管"老得"慢一点。

我为大家总结了十六个字：戒烟限酒、合理饮食、适度锻炼、防控慢病（慢病是指高血压、糖尿病、血脂异常、慢性肾病等慢性疾病）。

▶ 1. 戒烟限酒

烟草中的尼古丁及酒精会对血管内皮细胞造成直接损伤，当内皮细胞受损，就容易让脂类物质等沉积在血管壁上，造成动脉硬化，最终引起梗死、出血等血管问题。吸烟还可能会引起心脏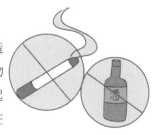冠状动脉等血管收缩、痉挛，减少血流量。要想不让烟酒的这些坏处影响血管健康，最好的方法就是戒掉它们。

▶ 2. 合理膳食

虽然没有能够软化血管的食物，但一些食物却有益于血管的健康，如水果、蔬菜和全谷类食物。日常经常吃这些食物，可以帮助我们控制血压、胆固醇和血糖等。

所以，平时应多吃蔬菜、水果、各种低脂奶制品，以及富含粗纤维的谷物等，控制食用肉类（特别是猪牛羊等红肉要控制摄入量）、各类甜食和精米精面等精制谷类的摄入量。日常不妨以全麦食物代替精致的米面；以苹果、香蕉、胡萝卜代替高热量的零食；平时烹饪也尽量使用富含单不饱和脂肪酸的油类，如橄榄油、亚麻籽油等，控制饱和脂肪酸的摄入，减少食盐的摄入，少用或不用糖和糖替代品。

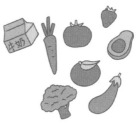

▶ 3. 适度锻炼

俗话说"生命在于运动"，运动不但能改善血脂代谢，避免过多的胆固醇沉积在血管内壁，增加血管弹性，一些有氧运动还能反射性地引起冠状动脉扩张，促使身体内的大量毛细血管开放，改善缺血状态。所以，在身体条件允许的情况下，你可以每天坚持至少30分钟的中等强度的有氧运动，如快走、慢跑、游泳等。如果可能，建议坚持长期中等强度的体育锻炼，坚持每周5～7天，每天运动30分钟以上。对于中老年人，建议选择舒缓的运动形式，如快走、慢跑、打太极拳等。如一次无法完成30分钟，也可以分两次完成，每次10分钟以上的大肌群活动被证实对心脑血管有益。

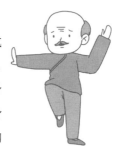

▶ 4. 防控慢病

积极控制高血压、血脂异常、高血糖等，预防血凝块形成，降低发病风险。保持正常体重，有助于预防或控制"三高"等慢性病，

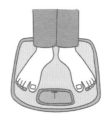

TIPS

目前认为，饮食结构对于健康的意义大于单个营养素，也就是说，任何食物再好都有它的营养短板，再便宜的食物都有它的营养价值，健康饮食讲究的是如何搭配。具体来说，健康饮食需要遵循以下几个点：

☑ 青菜、水果多吃些，不仅量要保证，种类也要多样，颜色深的青菜、水果往往更有利健康，尽量少喝果蔬汁，果蔬直接吃更好。

☑ 与精制白米白面比起来含麸皮、胚芽的全谷物食品更有利健康。

☑ 蛋白质摄入以豆类或豆制品等植物蛋白为主。

☑ 增加鱼类和海产品的摄入，建议每周至少吃两次鱼，深海鱼更佳，前提是不过敏。

☑ 尽量选择低脂或脱脂奶。

☑ 控制猪、牛、羊等红肉的摄入，特别是腌肉、腊肉等加工肉制品。

☑ 减少甜食或含糖饮料的摄入。

☑ 控制盐的摄入，控制盐不是不吃盐，但口味要相对清淡。

☑ 戒烟限酒，烟是必须完全戒掉的，没得商量，酒也是能不喝尽量不喝，即使是偶尔喝，也建议每次饮酒白酒50毫升以内，红酒100毫升以内，啤酒不超过300毫升。

彩虹医生说

有些患者或网友问我，吃木耳、洋葱、大蒜等食物能不能使血管"软化"？这些食物中含有的一些物质，在实验条件下确实可能在一定程度上扩张血管，甚至改善血管内皮的功能，但仅仅是在实验条件下，且使用的并不是这些蔬菜本身，而是浓度很高的有效成分提取物。也就是说，如果你靠吃这些蔬菜达到药用功效，恐怕每天都要吃几十斤。因此还是那句话，血管硬化是个自然过程，但坚持健康的生活习惯能够延缓它的进展，相反，吸烟酗酒、大吃大喝的不良生活习惯会加速它的进程。

为什么说盐吃多了容易中风

食盐是人体必不可少的一种物质，它的主要成分是氯化钠，人体需要其中的钠离子和氯离子来维持生存，而且食盐在维持神经和肌肉的正常工作方面也有作用，这也是为什么有些人减肥时吃白水煮菜后会感觉浑身无力、无精打采，并且想吃咸的食物。

但是，长期高盐饮食同样会导致很多疾病，最常见的就是高血压。很多研究证实，盐摄入高的地区高血压发病率也高。更重要的是，盐吃多了还会导致中风频发。

2019年上半年，国际权威医学杂志《柳叶刀》通过研究全球近200个国家和地区的饮食结构造成的死亡率和疾病负担发现，全世界有近20%的死亡都与饮食有关。在这些因饮食导致的死亡统计表中，位列第一的就是高盐。

》 吃盐多是如何引发中风的

当你摄入盐过多时，血液中的钠含量就会增多，渗透压就会增加，此时我们的身体就会倾向于留更多的水分在血管里，以稀释钠离子的浓度，这样一来，血管内的血量（血容量）增加，作为密闭的血管系统，血管壁受到的压力就会随之升高。长期如此，不但血压会升高，血管老化速度也会加快。当血管弹性变差后，动脉硬化、脑梗死、脑出血等情况就会出现。

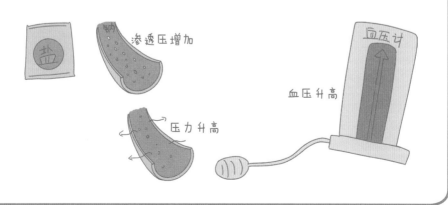

➤➤ 高盐，防不胜防

既然高盐饮食危害大，我们平时做饭时少放点盐是不是就行了？

其实，高盐饮食并不仅指我们在做饭时放盐的多少，它已经渗透到我们日常饮食的点点滴滴之中，简直让人防不胜防。因为除了做饭时放的盐外，我们平时还会吃下大量的"隐形盐"，比如面包、方便面、话梅、饼干、薯片、火腿、皮蛋、豆腐干等食物中都含有大量的盐。就拿方便面来说，吃下一碗普通的方便面，你一天中的盐摄入量就超标了。

此外，一些有明显咸味的食物，如酱油、辣椒酱、豆瓣酱、腐乳、咸菜等，其中的含盐量也较高，而这些又是我们日常饮食中很难彻底远离的食物。这些摄入体内的盐也会直接影响身体健康，久而久之，就可能会出现"贪吃一时爽，总有一天医院躺"的结局。

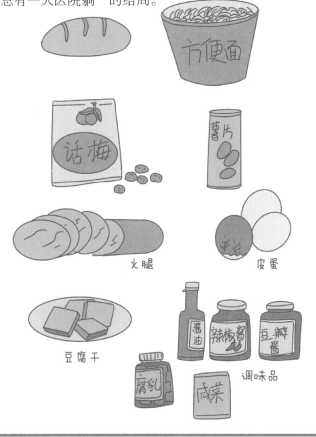

》 低盐饮食有益于血管健康

盐是人体所必需的营养物质，正常人每天都要吃，而我们强调的"低盐饮食"并不是不吃盐，只是不能过量。想有效地控制盐的摄入量，也有几个小方法。

▶ 1. 少吃加工食品和外卖

各种加工食品，如薯片、曲奇饼干、方便面、火腿肠等，都含有很高的盐分。

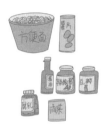

外卖就更不必说了，为了追求口感，往往会加入大量的调料，其中除了原本加入的盐之外，酱油、辣椒酱等也都含有很多的盐。

▶ 2. 炒菜时，菜出锅前再放盐

炒菜的盐在菜出锅前放，不但能保持口感，还能减少使用量。同时，也可以用醋、番茄汁、柠檬汁等调料来调味，减少盐的使用量。

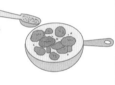

▶ 3. 购买食物时，看好钠含量

各种成品食物的包装袋后面一般都有营养成分表，在购买时最好能看一看上面钠的含量，如果营养素参考值（NVR%）中钠的含量高于 30% 的话，这种食物就尽量不要买、不要吃了。

▶ 4. 用低钠盐代替普通食盐

超市里常常可以看到"低钠盐"，所谓低钠盐就是通过用钾盐部分替代掉四分之一的钠盐，以此保证咸味与普通盐相似，但钠含量明显减少。有研究者通过对来自中国北方五省 600 个村庄的 20995 名村民的研究发现，相对于食用普通盐的患有高血压的老年人而言，食用低钠盐的脑卒中发病率降低 14%，重大心血管事件发生率降低 13%，全因死亡率降低 12%。需要强调的是，低钠盐中含有一定量的钾盐，钾盐对于肾功能正常的人来说，对血压控制有一定好处，但如果是有较严重的慢性肾病的朋友则要注意，因为排钾能力较差，不建议你们长期使用低钠盐。

TIPS

一般来说，正常人每天摄入的盐总量应控制在 5 克以内（相当于550 毫升包装的饮用水瓶盖的 2 瓶盖量），对于高血压患者，更应该严格控制在这个量以内。这样才能在防控高血压的同时降低血管容量，为心脏减负。

彩虹医生说

由于各种原因出现腹泻、反复呕吐、大量出汗后，人体内就会丢失较多的盐分；还有些人，可能会因为某些原因出现进食量明显减少的状况，尤其是老年人。在这些情况下，可以暂时不用像正常情况下那样少吃盐了，而是应该适当多补充一些盐分，以保证人体的正常状态。

不吃药怎么降血脂

在与一些患者或网友交流的过程中，我经常被问到这样一个问题：高血脂不吃药行不行？因为吃药很麻烦，还可能出现副作用，要是不吃药的话，通过饮食控制，可行不可行呢？

》 降血脂有哪些可行的方法

发现血脂异常，未必都需要吃药，但都需要饮食控制并坚持适度的体育锻炼，并注意戒烟限酒。

哪些措施可以有效降低胆固醇和甘油三酯呢？

▶ 1. 能降低胆固醇的措施

虽然胆固醇是人体必不可少的物质，但摄入过多却会引起血脂升高，所以要降血脂，首先就要降低胆固醇。一般我们可以采取下面的措施：

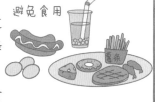

◆ 避免食用红肉、奶油、油炸食品、乳酪和含大量饱和脂肪酸的其他食物，如奶茶、热狗、鸭蛋等。

◆ 积极控制体重，将体重控制在正常范围内，但不要盲目节食，否则长期下去可能会造成营养不良。最好能通过良好的生活习惯、规律的锻炼和均衡的营养来让体重逐步下降。

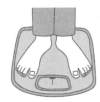

◆ 在身体允许的情况下，适当进行体育锻炼，每天至少进行 30 分钟的中等强度运动，一般可选择慢跑、快走、骑车、爬楼梯、游泳等。如果有其他疾病而难以行走，也要尽可能坐立或站立，保证肢体的活动。

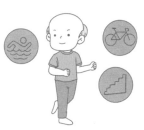

▶ 2. 降低甘油三酯的措施

甘油三酯的降低对于降低血脂同样有帮助。在降低甘油三酯的措施中，控制体重和坚持锻炼同样有效，此外你还要这样做：

◆避免摄入含有大量碳水化合物的食物和高糖饮料，如白面包、糖果、果汁和汽水等。同时，如果你的甘油三酯水平高于 1.7mmol/L，还要控制饱和脂肪酸的摄入量，少吃或不吃油炸食品、红肉、奶油等食物。

◆限制饮酒。以 40 度白酒为例，男性每天饮用量不要超过 50 毫升，女性减半；如果是 12 度的红酒，男性不要超过 100 毫升，女性同样减半。但如果你的甘油三酯水平超过 1.7mmol/L，上述饮酒量仍可能存在较大风险，这时最好让自己绝对禁酒。

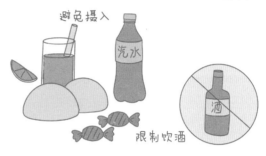

》关于高血脂饮食的误区

▶ 1. 只有胖人才得高血脂

高血脂原因很多，有些人天生就患有脂肪代谢障碍，即使这个人可能很瘦，也有可能会出现高血脂。

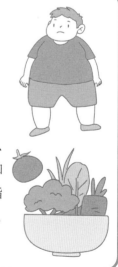

▶ 2. 高血脂不能吃荤菜

高血脂的饮食应该是"少荤"，而不是"纯素"，高蛋白、低脂肪的食物，如鸡肉、虾、鱼等，适当食用不但不会加重高血脂，还对心脑血管健康大有裨益。只是一些含高脂肪、高胆固醇的荤食，如动物内脏、肥肉、动物油、鱼籽等，要尽量少吃或不吃。

▶ 3. 只吃稀饭不会引起血脂升高

稀饭中的营养成分重点为碳水化合物，属于低脂饮食，高血脂患者可以适当吃稀饭。但如果食谱单一，进食过量，就是在摄入大量的易吸收碳水化合物，这些多余的碳水化合物在机体内又会转化为脂肪。长期如此，反而会促进内源性的血脂异常。

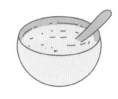

▶ 4. 高血脂不能吃鸡蛋

蛋类是优质蛋白的来源，高血脂患者完全可以吃，但任何食物都不能过量，鸡蛋也是如此。每周吃 4~6 个鸡蛋，不但能为身体补充优质蛋白，还不会大幅升高胆固醇，对于身体健康总体是有益的。

▶ 5. 吃山楂、洋葱、芹菜等能降血脂

这些食物中可能含有一些能降低血脂的物质，但含量都非常低，如果你想通过直接吃这些食物来降脂的话，每天估计得吃上几千克才够量。因此，任何食物都有它的营养短板。最健康的饮食模式就是各种都吃一些，但都不多吃，保持食物的多样性，让各种营养素达到均衡摄入。

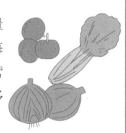

》 有能降血脂的食物吗

很多人说高血脂是吃出来的，既然如此，我们能不能再把它"吃"回去呢？有没有哪些食物具有降血脂的功效呢？

从临床观察来说，有些食物确实具有一定的降血脂功效，比如下面这几类。

▶ 1. 富含膳食纤维的食物

绿色蔬菜、水果、五谷类食物中都含有丰富的膳食纤维，对降低血脂、减缓血糖升高有一定辅助作用，还能维持肠道内有益菌群的平衡。

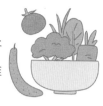

▶ 2. 含抗氧化类营养素的食物

维生素 C、维生素 E 和 β－胡萝卜素都有较强的抗氧化能力，这类营养素主要来源于新鲜的蔬果、植物油脂、谷物、坚果，适量食用有一定的防止脂质氧化、避免血管堵塞等作用。

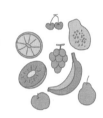

▶ 3. 富含 ω-3 脂肪酸的食物

富含 ω－3 脂肪酸的食物主要包括多脂鱼、橄榄油和菜籽油等，它们能提升我们体内"好胆固醇"的水平，并降低"坏胆固醇"水平。有研究提示，平时经常吃这类食物的人，心脑血管病发生率可降低。

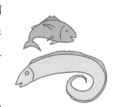

如果你想多摄入 ω－3 脂肪酸，可以一周吃 1~2 份多脂鱼，如鲑鱼、鲱鱼等深海鱼；或者适当补充深海鱼油。

▶ 4. 红曲米

红曲米是近年来降脂、降胆固醇的热门产品，它所含成分可能与某种降胆固醇的药物成分相似（他汀类药物），所以红曲米也有助于降低胆固醇。需要注意的是，含有红曲米的任何保健品中的这种有效成分都无法与药物相提并论。

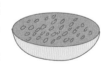

用"食疗"调控高血脂

▶ 1. 提倡"低脂饮食"

调控血脂的关键一步就是进行膳食结构的调整，进食含脂类物质尤其是甘油三酯、胆固醇比例较少的食物，这种饮食结构被称为"低脂饮食"。低脂饮食提倡"素多荤少，多果蔬、少肉"的原则，注意多摄取五谷杂粮、薯类和各类新鲜蔬菜水果。也就是说，低脂饮食虽然提倡清淡，但也不是只能吃素，否则饮食结构也不合理。

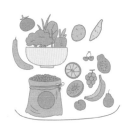

▶ 2. 不能完全吃素

虽然我们提倡"低脂饮食"，但不表示要完全拒绝荤食，长期吃素对身体健康同样无益。因为人体内的胆固醇不仅是吃进去的，还有一部分是由我们的肝脏合成的，如果长期吃素，饮食结构不合理，加上一些代谢障碍，就会引起内生性胆固醇升高。这就是一些老年人明明很注意减少油脂的摄入，几乎不吃荤菜，血脂却仍然超标的原因之一。

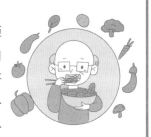

这里所说的"低脂饮食"是要"荤少素多"，也就是少量吃肉，多吃素食，多摄取五谷杂粮以及一些富含膳食纤维的食物，如豆类、薯类和各种新鲜的蔬菜、水果等。

TIPS

并非所有素食都是"低脂"，像油炸素食，其中的脂肪含量就很高；再有一些含糖量较高的素食，吃多了也不健康。因为糖和脂肪在体内是可以相互转换的，你感觉自己吃的是糖，不是脂肪，殊不知过多的糖分进入体内后仍然会转化为脂肪。

▶ 3. 平时食用健康油脂

日常饮食中油脂类型的选择也很重要。一般来说，一些含反式脂肪酸较多的油脂会提高患心血管疾病的风险，如人造黄油、人造奶油、氢化植物油、起酥油等，它们主要存在于各种加工食品和快餐中。相反，鱼油和

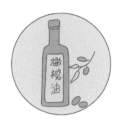

一些富含 ω-3 多不饱和脂肪酸的食物对预防心脑血管病较有帮助，成年人每周若能食用 1~2 次富含油脂的鱼类，如三文鱼、带鱼等，可有效降低心血管疾病的风险。

另外，烹饪用油中的芥花籽油、橄榄油、大豆油、核桃油等，相对也更有益健康。

彩虹医生说

现在很多包装食品或加工食品上都标有"低脂"或"无脂"的字样，如一些休闲食品、沙拉酱等，大家都觉得这种食物肯定更健康。确实，这类食物中的脂肪含量很低或完全无脂，但它们中通常又富含淀粉和游离糖，摄入后，也有可能增加 2 型糖尿病及肥胖的发生率。所以，选择食品不要只盯"脂肪"含量，而应该在日常饮食中增加新鲜蔬果、豆类、全麦食品、坚果等天然或加工程度较低的食物，减少摄入加工肉类和富含精制淀粉及其他高碳水化合物的食品。

血糖高要不要吃药

>> 血糖高要不要吃药

有些朋友拿到自己的体检报告单后，发现血糖高，就有些懵了：这怎么办？要不要吃药呀？

目前的观点认为：开始药物治疗的时机，主要看糖化血红蛋白水平。

（1）对于糖化血红蛋白水平高于 7.5% 的大多数患者，应在诊断 2 型糖尿病时就开始药物治疗和生活方式调整。

（2）对于糖化血红蛋白水平在 6.5% ～ 7.5% 之间的患者，可以先尝试 3 ～ 6 个月的生活方式调整，再开始药物治疗。

（3）若患者有明确且可纠正的高血糖促发因素，并愿意积极消除这些因素 (例如承诺少喝含糖饮料等)，则在开始药物治疗前可以先尝试 3 个月的生活方式调整。

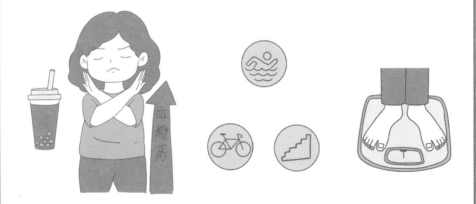

但无论血糖水平如何，所有血糖异常的人首先要改进生活方式，应当控制饮食、加强体育锻炼、积极减肥减重。坚持 2~3 个月后，如果血糖控制仍不能达标，就要在医生指导下使用口服降糖药或胰岛素来治疗了。

疾病小知识：打胰岛素安全吗？

胰岛素在糖尿病治疗中具有重要作用。胰岛素本身是人体内正常产生的一种激素，糖尿病患者体内胰岛素分泌不足或不正常，或者身体对胰岛素有利用障碍，才出现血糖异常的。使用胰岛素治疗糖尿病并不会产生依赖，更不会使病情加重，而且早期强化使用胰岛素治疗，不仅能在治疗过程中逐渐停止使用胰岛素，还可能达到停掉其他降糖药而保证自身血糖依然稳定的效果。尤其到糖尿病后期，口服降糖药物可能已不再那么敏感有效时，胰岛素的使用就更加必要了。

TIPS

糖尿病患者在服用降糖药期间，即使发现血糖正常后也不要随便停药。糖尿病是一种慢性病，以目前的医疗水平来说很难治愈，血糖正常只是因为你吃的降糖药发挥了作用，并不代表你康复了。如果想要减药或停药，一定要先与医生沟通，在医生的建议下调整药物。

》 自己在家怎样测血糖

在测血糖前，先将手清洗干净，再用酒精消毒要采血的手指，然后让手臂下垂 30 秒，保证血液能充分流到手指；把血糖试纸插入血糖仪，待血糖仪指示取血后，将采血针头装入刺指笔内，刺破手指尖，取适量血液，将取好的血滴在血糖试纸的指示孔上。

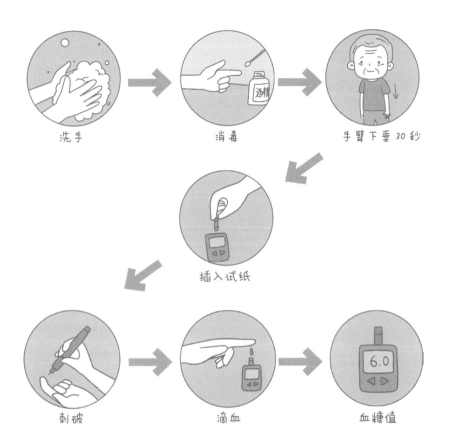

洗手 → 消毒 → 手臂下垂30秒

插入试纸

刺破 → 滴血 → 血糖值

TIPS

　　糖尿病患者要尽量做到一日三餐七分饱，并注意要按时按量进食。因为糖尿病患者的胰岛素分泌是不正常的，往往需要用药或胰岛素来帮助糖分分解，药量是固定的，那就要求患者的进食量也要定时定量，这一点对于稳定血糖并避免低血糖至关重要。同时，饮食还要做到粗细搭配，建议适当吃些燕麦等富含膳食纤维的食物。但要明确的一点是，不管这种食物有多好、多适合糖尿病患者吃，都不要过量，七分饱即可。

维生素吃不对，也有副作用

近年来，人们对健康越来越重视，对于能"维持身体健康"的东西也逐渐变得更感兴趣，再加上铺天盖地的广告宣传，很多人就觉得：平时吃点儿维生素片，对健康总会有些好处的。尤其一些患心脑血管病的中老年人，听医生说平时要多补充维生素，对疾病恢复有好处，就更觉得吃点儿没坏处了。

真是这样吗？维生素对身体难道就没有副作用吗？如果需要补充维生素，用什么方法最好呢？这些问题，让我来一一为你解惑。

》 维生素与维生素补充剂

▶ 1. 维生素

维生素是机体维持正常生理功能所必需的营养元素。维生素也是维持人体正常生理功能而必须从食物中获得的一大类微量物质的总称，虽然人体对它的需求量很小，但它却在人体生长、代谢、发育过程中发挥着重要的作用，一旦缺乏，机体就会生病，甚至死亡。

绝大多数维生素机体都无法自行合成，或者合成量无法满足机体成长需要，这时就需要从日常食物中获得。不过，机体对维生素需要的量也只是"微量"，因此，可以正常饮食的绝大多数人，是不太容易缺乏维生素的。

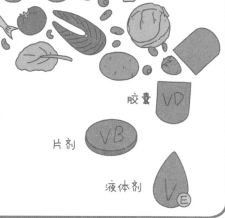

▶ 2. 维生素补充剂

维生素补充剂是含有较大剂量维生素的片剂、胶囊或液体制剂，它是为了治疗或预防某些疾病而出现的。从这个角度上讲，它是一种药品。

>> 维生素真有那么神奇吗

很多人认为维生素是个神奇的存在，总把自身的某些不适与维生素缺乏联系在一起，并寄希望于通过补充维生素的方式来改善健康状态，让自身健康"充满电"。一些有心脑血管病的患者听说维生素 C、维生素 E 等有益于血管健康，更喜欢买来当补品吃。

但是，任何一种疾病都有自己的复杂性，绝不是靠简单补点儿营养剂就能解决的，关键还是找到病因，对症治疗。对于大多数饮食相对均衡且患有某些尚未明确疾病的人来说，额外补充维生素更不恰当；即使明确了病情，要不要补、补哪一种，也需要在医生指导下进行，这样才能真正对健康有益。

>> 过量补充维生素的风险

作为医生，我不建议你自己随便服用维生素。如果身体没有明确诊断缺乏某种维生素，盲目或过量进补同样会危害健康。

下面为常见维生素健康成年人每天能耐受的剂量（本推荐来自欧美的健康指南，有专家认为亚洲人应该在此基础上进一步减少摄入量）。

维生素 A（μg/d）	维生素 C（mg/d）	维生素 D（μg/d）	维生素 E（mg/d）	维生素 B_6（mg/d）	烟酸（mg/d）
3 000	2 000	50	1 000	100	35

那么，过量服用维生素后会怎么样呢？

维生素 A

有研究指出，过量补充维生素 A 可能会增加癌症、骨折以及心脑血管病的发生风险。如果是怀孕女性，服用过多的维生素 A 还会伤害胎儿。所以，在人们能轻易通过健康食物获得维生素 A 的地区，医生是不建议服用补充剂的。

维生素 C

作为维生素界的"大咖"，维生素 C 可谓是备受瞩目和追捧的明星。但你可能不知道，维生素 C 会增加尿草酸盐的排泄，从而导致肾结石发病风险升高。

维生素 D

很多人都知道，在身体缺钙时，单纯地为身体补钙是没什么用的，必须有维生素 D 才能促进身体对钙的吸收。二者相当于"黄金搭档"，一起补才能有效。但正是因为维生素 D 的这一作用，如果过量摄入，反而容易导致血液中的钙质过量（高钙血症），从而引起乏力、嗜睡、呕吐、烦渴、便秘、精神异常等诸多症状。

需要说明的是，维生素 D 在食物中含量较低，主要通过阳光照射在皮肤中生成。目前的研究认为，由于现代社会人群普遍光照时间不足，维生素 D 缺乏在全人群中较为普遍，因此很多专家建议维生素 D 需求量较高的儿童、青少年和皮肤维生素 D 合成能力下降的中老年人群，适量补充维生素 D。

维生素 E

维生素 E 一度被认为有抗氧化、抗衰老、预防老年痴呆的作用，但现代医学经过多年研究，认为这些作用都不明确，而长期过量服用，还可影响内分泌功能、性功能、免疫功能，引起血小板聚集，甚至可能导致血栓性静脉炎或栓塞。

叶酸

叶酸在胎儿的神经发育过程中有重要的作用。人们缺乏叶酸还容易导致贫血（巨幼细胞性贫血），还可能会造成血同型半胱氨酸的升高，诱发或加重动脉硬化。但是，有研究提示，过量的叶酸摄入对人体也存在着潜在风险。

维生素是人体必需的，维生素片或相关保健品绝大多数人不需要，较大剂量的维生素往往都是作为药使用的，吃多了也有副作用。所以，除非医生建议你补充某种维生素，否则轻易不要乱吃，好好吃饭，合理搭配，既省钱又健康。

TIPS

对于一般人群，通过合理膳食来保证身体对维生素的需要量是最经济实惠也是最安全可靠的，最佳方法是多吃水果、蔬菜和全谷类（细粮、粗粮兼备），相对少吃肉类或油脂食物（但绝对不是不吃），因为一些维生素只存在于动物性食品中，如肉类或蛋类。但总体来说，水果和蔬菜的维生素浓度最高，并且水果和蔬菜还含有大量膳食纤维和其他有益健康的成分。

健康补充维生素

一般来说，健康人群不需要额外补充维生素，但也有一部分人需要考虑额外补充维生素，这部分人主要包括：

▶ 1. 老年人

一般认为，65 岁以上的老人可以每日补充 10 ~ 20 μg 的维生素 D，以达到强健骨骼、预防骨质疏松的作用。

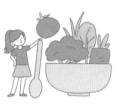

▶ 2. 严格素食主义者

有些人完全不吃任何动物产品，包括奶类、蛋类等，这时就需要额外服用一些维生素补充剂。人是杂食动物，这是数以万年进化的结果，如果非得把自己变成素食主义者，身体肯定难以适应，而且有些维生素主要存在于动物类食物中，在蔬菜、水果中含量较少，如维生素 B_{12}，长期吃素，也容易导致体内缺乏这类维生素。

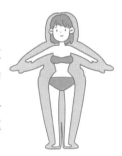

▶ 3. 进行过减重手术的人

一些减重手术是通过外科手术，将胃部分切除或改变胃肠道的结构，以达到减慢胃排空、减少胃肠吸收的目的。做过手术的人缺乏部分消化道，因此往往无法从食物中获取他们所需的全部维生素，这就需要额外补充相应的维生素。

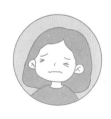

▶ 4. 维生素缺乏症患者

维生素缺乏症是指人体因缺乏某些维生素，出现相应的症状或发生疾病的情况。维生素缺乏症患者需要服用相应的维生素补充剂。比如，夜盲症患者需要补充维生素 A，长期饮酒的人可能要额外补充维生素 B_1、维生素 B_{12}。

疾病小知识：哪些人需要做维生素检测？

目前，针对某些人体内维生素水平的检测得到了广泛普及，对于检测出一些疾病的病因起到了一定的作用。但是在对维生素重要性的过度认同及商业利益的推动下，某些检测得到了过分的推广。专家认为，这种做法对大多数患者／健康人而言似乎没有必要。因为目前有些维生素最佳血液浓度或"正常范围"的信息不足，并没有严格的界限，从而难以判断是否缺乏。标准都没有确定，如何判断正常或异常呢？

不过，对于一些特殊人群，包括老年人、严格素食主义者、营养不良者、长期酗酒的人、消化道慢性疾病或减重术后营养吸收不良的人、晒太阳少的人、有遗传性代谢病的人，以及接受血液透析或接受肠外营养的患者等，做相应的维生素水平检测是有意义的。但还是那句话，什么人该检测，检测具体哪种维生素的指标，还是需要根据专业医生的判断，并不建议纳入"常规体检套餐"范围。

 彩虹医生说

维生素其实是一大类有机化合物的总称，目前观点认为，人体所必需的维生素包括十几种，如A、B、C、D、E、K、H、P、PP、M、T、U等。其中，仅B族维生素就又分为十几种。所以，一个人的身体到底缺不缺维生素、缺哪种维生素、因为什么缺乏，都需要医生通过诊断后做出判断。如果没经过评估，自己去花大价钱买了一堆维生素，结果往往是吃了本不该吃的药，花了本可以省下的钱，还损害了身体健康，可谓得不偿失。

第六章

不花一分钱，
"动"出
大脑健康

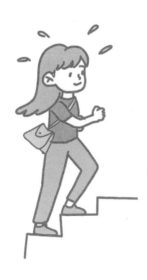

生命真的在于运动吗

生命在于运动，这句话很多人都听说过，但是它有没有科学道理？什么样的运动有利于健康？什么强度的运动才能对身体有益？什么频率的体育锻炼才能起到效果？不同年龄，不同性别，不同身体状况，对于运动的具体要求有什么不同？

随着研究的不断深入和全面，越来越多的医学专家认为，体育锻炼不足是发生心脑血管病的独立危险因素，即其他因素均相同，仅仅体育运动量这一项的差异就会造成心脑血管病（脑梗死、脑出血、心绞痛、心肌梗死等）发生率的差异。据估计，在美国，与缺乏体育锻炼相关的死亡率约占全部死亡率的12%，并且锻炼不足者发生心血管事件的风险至少增加一倍。

》》运动对健康的六大好处

▶ 1. 燃烧热量，控制体重

实践证明，人在运动时，骨骼肌的有氧及无氧代谢会消耗大量的能量。当消耗到一定程度时，就会"燃烧脂肪"，从而减少体内胆固醇沉积，控制肥胖。

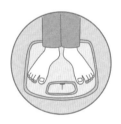

▶ 2. 调控血脂

长期坚持运动可以促进脂质代谢，降低血清中的甘油三酯，提升血液中的高密度脂蛋白胆固醇含量，从而改善血脂检查的结果。

运动对于总胆固醇、低密度脂蛋白胆固醇和极低密度脂蛋白胆固醇也有一定的积极影响，但由于基因、遗传等因素的影响，不同的人表现出的效果不尽相同。

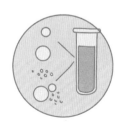

▶ 3. 控制血糖水平

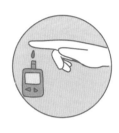

适当运动可以增加人体内线粒体酶的活性。线粒体就是人体细胞内的主要产能细胞器，你可以理解为细胞的"发动机"。当它的活性增加时，就可以减轻胰岛素的抵抗，从而减缓那些隐性糖尿病（你可以理解为糖尿病初期）进展为显性 2 型糖尿病的速度。

▶ 4. 降低血压

运动不但可以锻炼全身肌肉，促使肌肉纤维增粗，血管口径增大，还能使血管管壁弹性增强，心、脑等器官的侧支循环开放，血流量增加，从而有利于血压下降。有研究发现，坚持规律的运动，如每天慢跑 3 000 米或骑自行车 45 分钟，可以使原发性高血压患者的血压在一个月内降低 5 ~ 15mmHg。

▶ 5. 减轻炎症，预防或改善动脉粥样硬化

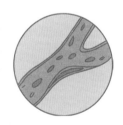

越来越多的证据表明，在某种程度上表现为血清 C 反应蛋白（CRP）升高的炎症，在动脉粥样硬化中具有重要作用。而适度、规律的运动可以降低血液中单核细胞的致动脉粥样硬化活性，通过细胞因子产生的调节，继而预防或改善动脉粥样硬化。

▶ 6. 降低心脑血管病的死亡概率

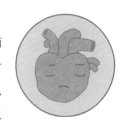

有研究发现，那些经常保持低强度运动的人，心脑血管病导致死亡的风险会降低 24%。而每天进行 10 分钟中强度的运动，心脑血管病导致死亡的风险也可以下降 38%。同时，运动还能降低 22% 的心脑血管病及 30% 中风的发病风险。

人的大脑是由左右两个半球构成的，左侧大脑半球控制着右侧半边肢体，右侧大脑半球控制着左侧半边肢体。所以，要预防脑血管病，平时就可以多活动左右肢体。而左右手交替着玩手部健身球，不但能提高手部灵活度，促进手部血液循环，还能使左右侧的大脑都得到锻炼。

》有益健康的运动项目

▶ 1. 走路

走路可谓是最简单也最安全的有氧运动了，对于体质好的脑血管病患者来说，每分钟达到 120 步的速率，就能提高心肺功能，防止体内脂肪堆积，减少高血压和心脑血管病的发病风险。

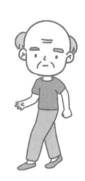

当然，一开始我们不用走这么快，可以先从每分钟走70 步起，每次 25~30 分钟，循序渐进地增加运动量，这样既能起到锻炼身体的作用，又不至于让自己太疲乏。

▶ 2. 慢跑

与不经常跑步的人相比，经常跑步的人心肌力量更加强大，因为我们在跑步时，身体需要大量的氧气供应，促进血流加快，心脏也会因此而泵出更多的血液。在这个过程中，我们的心脏、大脑功能都会得到很好的锻炼。有研究表明，每周只要慢跑 1 小时，就能降低血压，改善心脑功能。

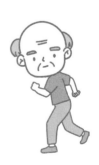

不过，我们要把握好运动量，循序渐进地进行，一般每次跑 3 000~5 000 米即可。

▶ 3. 骑自行车

骑自行车也属于有氧运动，可以提高心肺功能，预防糖尿病、高血压及心脏疾病等。不过，我们同样要根据自身体质来选择骑行时间，一般人每次骑30~40分钟就可以了，不要运动时间过长，否则容易引起疲劳，反而不利于身体的健康。

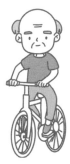

▶ 4. 登山

登山也是一项很好的有氧运动，而且登山时一般要到郊外进行，空气更加清新，其中所含的负氧离子还能增强大脑皮质的功能，不但能促进血液循环，还能刺激身体的造血功能。

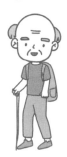

但要注意的是，脑血管病患者在登山时一定要注意强度，尤其是老年人，不要登太高的山，以免让身体过于劳累；下山时更要注意安全。

除此之外，太极拳、气功、健身操等，都比较适合脑血管病患者进行日常锻炼。如果是体力较好的中年患者，还可以选择羽毛球、网球、游泳等运动。但中老年人，特别是有三高、心脏病等慢性病的朋友，尽量不要选择一些剧烈的运动，如篮球、竞技赛跑等。

≫ 适合脑血管病患者的运动

除了有氧运动外，力量训练和柔韧性训练对脑血管健康同样有益。

▶ 1. 常见的力量训练

通常比较常见的力量训练包括哑铃、深蹲、弹力带等。适当进行力量训练，不但能维持住身体的肌肉量，还能延缓心脑血管的衰老速度，并能预防和控制心脏病及2型糖尿病。

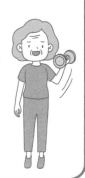

对于老年人来说，进行哑铃、深蹲等训练可能有困难，那么可以根据自己的力量程度，适当进行弹力带训练，每次做8~10个动作，每周做2~3次就可以了。

▶ 2. 常见的柔韧性训练

柔韧性训练主要包括太极拳、瑜伽、舞蹈、各种拉伸等，这类训练大多都属于低强度运动，适合老年人进行。而且老年人血栓发生率很高，应尽量避免长期卧床，且适当的柔韧性练习又能预防老年人运动时摔倒，从而避免因受伤而长期卧床的情况。

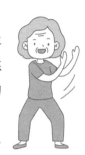

柔韧性训练一般每周进行 2~3 次、每次 30 分钟左右就可以了，坚持下去，就能很好地锻炼协调性，改善身体功能。

TIPS

无氧运动与有氧运动怎么区别呢？无氧运动主要是通过短暂的爆发，在运动过程中燃烧大量脂肪，运动强度较大，容易引起疲劳，但这样能有效增强肌肉的爆发力和力量；有氧运动是通过持续缓慢的运动充分燃烧体内的脂肪，增强心肺功能，是一种对心脑血管比较好的运动。

 彩虹医生说

在通过运动防治脑血管病的过程中，最好能遵循"三有"原则，即：有序、有度、有恒，运动时要循序渐进，每次的运动量都不过度，但一定要坚持，不能三天打鱼两天晒网；同时还要做到"三不"：不攀比、不较劲、不逞强，不要看别人运动量比你大，就跃跃欲试地去超越人家，以此证明自己能行、身体好、不服老，运动是为了让自己健康，不是争强好胜。一旦因为逞强、较劲犯了病，甚至发生危险，就得不偿失了。

154

没有时间运动怎么办

现在很多上班族工作都比较忙碌，所以总认为自己没时间运动，有些找我看病的中年患者，也会抱怨自己工作忙，虽然明知道运动对健康有好处，可根本没时间，怎么运动呢？

实际上，如果你想运动的话，总会挤出一些时间来。并且运动还能提高精力水平，促使你更好地完成工作，毕竟"身体是革命的本钱"，身体好了，"革命"才更有动力嘛！

》 运动要持之以恒

有些患者说，自己很想运动，但平时没时间，只能周末做做运动。为了让运动效果更好，一次的运动时间长一点儿，或者增加运动强度。这种方法行不行？

俗话说："冰冻三尺，非一日之寒。"运动也是一样。适量的运动可以强身健体、防病去病、延缓衰老，但要想让运动发挥积极效果，就必须循序渐进、持之以恒。尤其对于脑血管病患者来说，更应有目的、有计划、有步骤地进行，绝对不能急于求成，只有日积月累，才能达到想要的锻炼效果。

TIPS

脑血管病患者在刚开始运动时，时间不宜太长，次数也不要多，逐步增加运动量。如果运动过程中发现心跳过快，就要停下休息一下；或者运动后感觉睡眠不好、头痛等，都说明运动量有点儿大了，要及时进行调整。否则，超量运动反而会有加重脑血管病的危险。

总有一项运动适合你

有些朋友说自己平时要上班，比较忙，没有时间运动，或者没有合适的时间运动。其实，只要我们挤一挤时间，总能发现有一项运动适合你。比如：

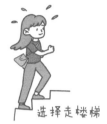
选择走楼梯

（1）上班或回家时不选择乘坐电梯，而是走楼梯。如果楼层较高，也可以走一段楼梯再坐电梯，一次爬楼梯5~10分钟就可以了。

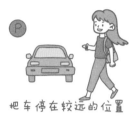
把车停在较远的位置

（2）上下班时，把车停在较远的停车位，强迫自己多走几步。

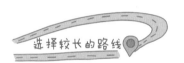
选择较长的路线

（3）步行前往目的地时选择较长的路线，让自己绕一段路，多走几步，最好能绕到公园、河边等景色较好的地方，看一看远处的美景，心情也会随之变好。

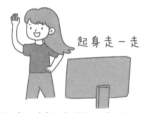
起身走一走

（4）长时间坐着工作时（如在电脑前工作），应该尽量多起身走一走，既能缓解大脑疲劳，还能适当锻炼身体。

彩虹医生说

运动的作用也不全是正面的。运动也可能导致潜在的不良反应，如心律失常，包括猝死、心肌梗死和横纹肌溶解等。有一项研究发现，健康志愿者进行剧烈活动时，猝死风险会暂时升高，然而，任何一次特定运动过程中发生猝死的绝对危险度都较低。还有研究提示，每151万次运动中可出现1例猝死，但长期规律的运动可进一步降低猝死的风险。

不方便活动的老人如何运动

如今，我国居民的锻炼意识有了显著的提高，然而，进行运动锻炼的老年人比例仍然较低，尤其一些腿脚不灵便、活动不方便的老年人，每天的活动量更小。

很多人认为，年纪都那么大了，就应该少运动，这样才能减少碰撞、跌倒等伤害。那么，老人是不是就不需要运动呢？

并非如此。有研究证实，从中年开始，人的有氧能力会以每年1%左右的速度下降，而在经常锻炼的人群中，这一比例减半，此外，有规律的体育活动与老年人跌倒和跌倒相关伤害的减少有关。让腿部多活动，尤其是小腿，通过走路、跑步等方式使其动起来，可以有效促进腿部的血液循环，这对于有心脑血管病的老人来说，具有很大的辅助防治作用。所以，规律合理的运动可以增加寿命，这是科学界的共识。

疾病小知识：小腿是血液循环的"水泵"

人类是从四肢爬行进化到双腿直立的，这也使得人类的心脏与地面距离增大，受地球引力影响，血液循环要克服的障碍就增加了许多。幸运的是，双脚在行走过程中，小腿肌肉会不断伸缩和舒展，就像水泵一样，把通过动脉输送到腿部的血液经静脉送回到心脏。在这个过程中，最功不可没的就是小腿。所以，我们也把小腿称为人体的"第二个心脏"。得益于小腿这个给力的"助手"，人体的血液循环才能进行得更有效。这也是一些老年人在久坐后脚肿或腿肿的重要原因之一。

　　只要掌握一些技巧，即使是不能长时间运动的老年人，或者是行动不便的老年人，也是可以运动的。我给大家以下几条建议。

▶ 1. 不必一次完成整项运动计划

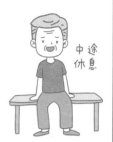

　　如果你的身体允许你自行活动，只是不能大幅度、长时间活动，那么我建议你可以在一天当中分多次进行，每次进行较短时间。比如，每天步行 2~3 次，每次 10~15 分钟，感觉有点儿累时，就坐下来休息片刻。

▶ 2. 肥胖的老人结合身体情况运动

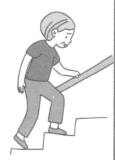

　　一些肥胖或体重超重的老年人，活动起来很不方便，为此可能会抗拒活动，但这样对心脑血管健康更加不利。本身肥胖就会损伤血管，加上不爱活动，对血管健康来说简直是"雪上加霜"。

　　不过，一周少于 150 分钟的中等强度体力活动通常不足以减轻体重，一般需要 300 分钟（每天 45 分钟）的中等强度体力活动，并结合适当饮食控制，才能充分控制体重。所以，肥胖的老年人在身体允许的情况下，可以适当增加运动量，运动时可以选择太极拳、老年体操等项目。

　　在运动期间，老年人还要把握好运动强度，你可以在活动过程中与人交谈，如果感觉无法维持交谈，如喘不上气等，就表明运动强度过大了。

▶ 3. 患慢性失能性疾病的老人要少坐多动

　　患有慢性失能性疾病的老人，可能无法完成最低推荐量的体力活动。对于这部分人群，我的建议是减少久坐的时间，即少坐多动，进行不了中高强度运动，可以进行低强度的短距离步行等活动。比如，每天步行 2 次，一次 5 分钟也是可行的。爬楼梯也是个不错的锻炼，如果感觉爬楼梯困难，也可以试着单级爬楼，即一步上一个台阶，再逐渐发展至多级爬楼锻炼。

▶ 4. 有关节炎的老人选择减少关节压力的活动

患有关节炎的老人平时应选择能减少关节压力的有氧活动，比如游泳、太极拳等，并且要从相对低强度的肌力训练活动开始，随着对疼痛耐受能力的增加，再逐渐增加活动强度。

同时，还要尽量维持受累关节的灵活性及完全活动度，比如通过运动单车减轻负重的情况下运动关节。在活动期间，尽管身体可能会感到一些疲乏，但一般不会导致关节的进一步损伤，或者在活动后对关节部位进行 10~20 分钟的冰敷，也可预防疼痛。如果疼痛持续存在，就要适当减少活动量，如果到医院就诊后，医生认为尚可活动，再在服用止痛药后进行轻度的体力活动，如短距离步行等。

不过，在关节炎的急性发作期间应避免体力活动，不要逞能。

▶ 5. 难以站立的老人借助手臂支撑活动

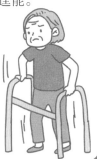

因为各种原因导致身体难以站立的老年人，也不能完全不活动，可以借助手臂支撑从椅子上站立，重复训练，直到仅需极小的手臂支撑力就能成功站立，最后发展到不依靠手臂支撑即能站立。

TIPS

有些老年人习惯于通过"撞树"、倒立、倒着走、反复蹲起，甚至是吊挂头颈部"荡秋千"的方式进行身体锻炼。这些都是医生不推荐的，因为这些运动既难以达到相应的运动强度和效果，还容易造成摔伤、扭伤、损伤关节等外伤，很不安全。因此，运动也需要合理选择，对于绝大多数老年人来说，走路或者慢跑就是最合适的运动项目。

老人外出锻炼请注意

我们提倡老年人多运动、多锻炼身体，但如果运动不当，则会给脑血管病患者带来危险。所以，活动不是很方便的老年患者，在外出锻炼时一定要注意下面几个问题。

▶ 1. 避免情绪激动

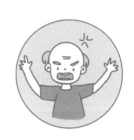

当你情绪紧张、激动时，最好不要出去活动，因为情绪变化会让血液中的儿茶酚胺增加，心室颤动阈值降低，加上运动本来就有诱发室颤的风险，所以此时运动有引发心绞痛、心梗的风险。尤其对于心绞痛发作 3 天以内，心肌梗死发作 6 个月以内的患者来说，此时更不宜到户外做一些比较剧烈的运动。

▶ 2. 不宜在饱腹状态下运动

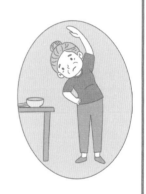

刚刚吃过饭后，人体内的血液供应会重新分配，流到胃肠去帮助消化的血量增加，流经心脏和大脑的血量相对减少。此时运动，容易导致冠状动脉相对供血不足，诱发心绞痛等。

▶ 3. 运动要控制好时长

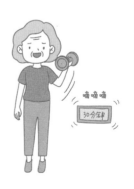

一些老人可能是比较心急，希望通过运动让自己快点健康起来，每天运动时间都会延长，这是不行的。运动时间过长不仅于健康无益，还会带来负面影响，你本身的心脑血管病就在影响健康，心脏功能降低，长时间运动更会增加心脏负担，导致心脏供血不足。

一般来说，老年人每次锻炼的时间应控制在 1 小时内，这样既不会让身体过于疲劳，增加身体负担，又能放松身心，改善全身的血液循环。

彩虹医生说

老年人或体质较弱人群可以这样判断适合自己的运动强度。比如当你在快走或慢跑过程中可以较连贯地与周围人成句地交谈，比如"我们过会儿去哪吃早点或去哪买菜"，但无法大段地讲话，这就属于"中等强度"；当你上气不接下气只能一个字一个字往外蹦的时候，属于运动强度过大；当你能长篇大论的时候，属于运动强度过小。另外，每天的运动时长为 30～40 分钟为宜，如果确实无法一次坚持 30 分钟，也可以分两次，每次 15～20 分钟。总的来说，"动，总比不动好"。

运动宜忌都有哪些

不管是健康人群，还是脑血管病患者，平时保持良好的生活习惯都有益于身体的健康。尤其对于患有脑血管病的人群来说，通过简单、适度的运动来锻炼身体，收获的好处会更加明显，不但能改善身体的不良状态，还能控制脑血管病的发展。

≫ 运动宜遵循"1357"原则

通常情况下，我们都应根据自己的身体情况来进行运动锻炼，但坚持有氧运动时最好能遵循"1357"原则：

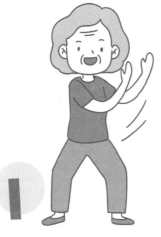

在身体允许的情况下，每天至少运动1次。

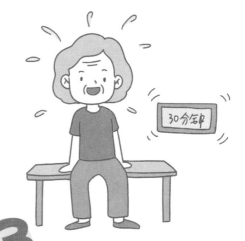

每次连续运动时间不要低于30分钟。当然，如果身体不允许，中间也可以停下来休息一会儿，再继续运动。

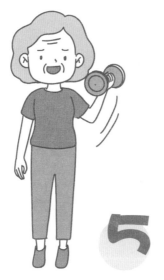

每周至少运动 5 天，不过这 5 天不一定必须连续，只要一周内 5 天以上坚持运动就行。

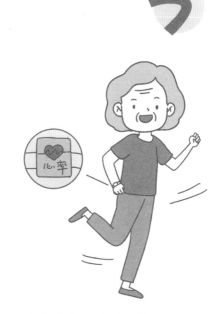

老年人在运动时，最高心率一般不要超过 170 次 / 分。

遵循以上这几个原则，才能最大效率地保护我们的心脑血管，保持身体健康。

>> 运动六大"禁忌"

▶ 1. 忌运动前不热身

运动前热身可防止在运动时发生肌肉损伤，热身的方法是进行轻度有氧运动。如，慢走或拉伸 5 ~ 10 分钟。并注意穿合脚且能支撑足部的鞋子。运动前的热身训练既让身体肌肉舒展开来做好运动的准备，也适度地提升心率，促进了血液循环，达到更好的运动效果和体验感。

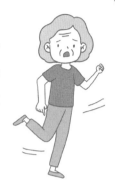

▶ 2. 忌正式运动期间不拉伸关节

在正式运动期间，要注意伸展所有的关节，包括颈关节、肩关节、背部关节、髋关节和膝关节等，以达到活动全身的目的。同时，还可以在运动项目中加入抗阻训练，建议你每周至少做 2 次。

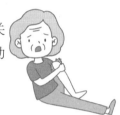

▶ 3. 忌运动结束后不放松

在运动结束后，应该进行适当的放松，这会有助于防止你运动后出现头晕、肌肉痉挛等情况。在放松时，可以进行 5 分钟左右的拉伸或轻度有氧运动。注意在运动期间和之后饮用液体 (但饮料中不应含咖啡因，如可乐、咖啡及某些运动饮料，有没有咖啡因看一下配料表就明白了)。

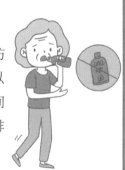

▶ 4. 忌运动量过小

作为医生，我建议你每天的运动时间至少应达到 30 分钟，每周运动 5 天以上。如果你无法坚持连续运动 30 分钟，或者身体情况不允许，也可以每次运动 10 分钟，每天运动 3 ~ 4 次。但总的来说，即使运动量小，也优于不运动；即使运动时间短，也同样有益于健康。

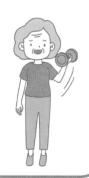

▶ 5.忌忽视运动时的不适

有些人在运动时出现不适，如头晕、恶心，胸部、手臂、咽喉、下颌或背部有痛感或压迫感等，往往不在意，认为自己停下来休息一会儿就好了。这是很危险的，有时这些症状可能会引发心脑血管病。所以，一旦出现这些不适，一定要及时停止运动，必要时到医院就诊。

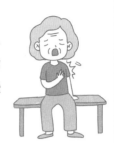

▶ 6.忌运动到大汗淋漓

运动时追求大汗淋漓会让你的身体过量失水，从而导致身体缺水、腿脚抽筋及其他一些运动伤害，甚至会增加心脑血管病的发病风险。所以，运动中一旦出汗，应及时补充水分，并适当调整运动强度，休息几分钟后，再继续运动。

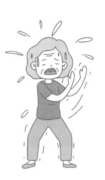

 彩虹医生说

没时间或没体力运动对于绝大多数人来说都不成立，大多数的心脑血管病都属于"慢性病"，以现在的医疗手段，全世界都无法根治，但无论到没到需要药物控制的地步，都需要调整生活方式，戒烟酒、适度锻炼、合理膳食结构，这很重要。有部分人注意生活调节后即使不能停药，也往往有希望使药物减量，有些人经过两到三个月的坚持，原来高的指标不用吃药就下来了。所以，对于慢性病患者群体，能不能少吃药，药物能不能减量，很多时候在于你自己能不能坚持健康的生活习惯。

附录

人脑使用说明书

【产品名称】

通用名称：人脑。

英文名称：Brain。

俗称：脑仁儿。

【产品规格与组成】

规格：人脑位于颅腔内，其重量、大小与体重无关，通常男性比女性稍大。

大小：男性 1.3 ~ 1.5 升（dm³）；女性 1.2 ~ 1.4 升（dm³）。

重量：1.2 ~ 1.6 千克。

组成：大脑、间脑、小脑、脑干。

　　人脑约有 140 亿个神经细胞及数量更多的胶质细胞等骨架、免疫细胞，还有错综复杂的动脉、静脉及 4 ~ 5 个空腔（脑室）。脑的组织间隙中充满透明的液体——脑脊液，这些液体与脊髓的液体相通，构成了人的中枢神经系统（脑与脊髓）的脑脊液循环。

【产品有效期】

　　产品有效期与使用习惯及保养相关。

　　在中国，男性平均使用 73 年，女性使用 76 年。大部分人脑在使用期间会出现功能退化的表现，如记忆力下降、反应迟钝、手足笨拙等。

【质量保障】

　　此产品自出厂之日起，概不退货，也不提供更换服务。建议定期"4S 店"（医院）检修、保养。

【保存条件】

本品最佳保存条件为日光、温暖的环境，避免烟酒等刺激接触。该产品为易损品，避免磕碰、倒置及剧烈摇晃。长时间不使用本品时，易出现故障。

【生产日期】

详见产品使用者身份证正面下方标注。

【产品功能】

（1）人体最大、最复杂的神经器官。

（2）控制及调节：作为人体各项生命活动的"中枢司令部"，大脑控制着肢体运动、语言等"随意运动"，也控制着心跳、肠蠕动、呼吸等"自主运动"，还很大程度上控制着内分泌调节系统。可以说，人体的所有功能活动都无法与大脑分开。

（3）思考与创造：大脑的另一个作用也是区别于其他器官的特有作用，就是能产生意识和思想，能通过学习和思考，将世界上没有的事物变成现实，创造创新。所以说，大脑是个好东西，大家都有，但会用的、用得好的不多。

人脑

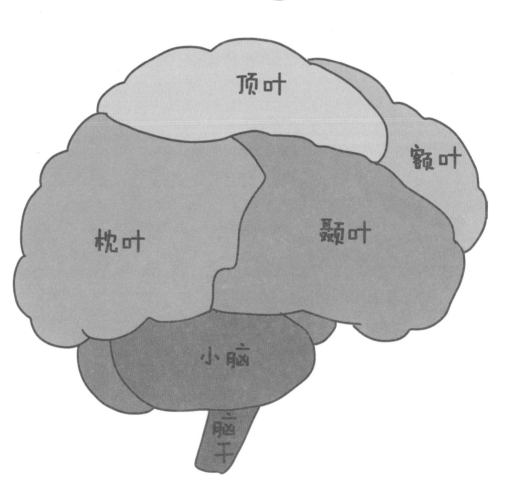

顶叶

额叶

枕叶

颞叶

小脑

脑干

【各重要组件功能介绍】

1. 端脑

　　大脑也称为端脑,是人类进化出来的高级神经中枢,负责处理语言、运动、视觉、嗅觉、听觉、思维、记忆、情感等多种复杂功能。根据解剖结构及功能,大脑又分为额叶、顶叶、颞叶、枕叶、岛叶等。

额叶: 位于大脑的前上方,与人的运动、平衡协调、精神行为、语言的流利性等功能相关。

顶叶: 位于大脑的上方,与人的感觉、空间定位、书面语言、复杂语言处理能力等有关。

颞叶: 位于大脑的外侧方,与人的记忆、学习、听觉、语言的理解能力等相关。

枕叶: 位于大脑的后方,与人的视觉、抽象思维等能力相关。

岛叶: 位于外侧沟的深部(即额叶、顶叶与颞叶部分之间的那条大的缝隙里),目前认为其主要与自主神经功能相关。

2. 间脑

　　间脑包括背侧丘脑、上丘脑、下丘脑、底丘脑等。位于大脑深部,与脑干相连,是大脑中重要的神经、内分泌调节的"中继站",起着上传下达的作用。它与人体的体温调节、精神情绪、新陈代谢、睡眠觉醒都有密切的联系。

3. 小脑

　　小脑位于整个颅腔的后下部(后脑勺位置),主要负责运动、言语等动作的调节。人之所以能非常协调地完成各种动作,能流利地发声,都有赖于小脑。而且人能熟练地完成已学会的动作,如骑车、做某种手工等,也有小脑的功劳(运动记忆)。小脑虽然在重量上仅占全部脑重量的10%,但是它所含有的神经细胞数却超过全脑总神经细胞数的50%。

4. 脑干

　　脑干位于后脑勺小脑的下面,分为中脑、桥脑、延髓,是其他脑区与脊髓相连的重要部位,通过颈椎椎管与头颅底部的枕骨大孔与脊髓直接相连。脑干的总体积虽然很小,但意义巨大,是大脑与身体其他器官联系的"咽喉要道"。人体的呼吸、心律调节等重要中枢就位于脑干(延髓),所以脑干也被称为"生命中枢"。

【产品使用注意事项】

（1）本产品老化过程中最常出现的故障为"油路问题"（脑血管病），并且与使用年限、人种、烟酒接触、血压、血糖、血脂等诸多因素有关。

（2）心理问题也是脑部功能异常常见的表现之一，可以说任何人都会出现心理障碍，当使用者感觉较长时间的心理问题难以自行解决时，"4S店"（医院）精神心理科返厂检修是必要的。切记不要讳疾忌医，心理问题绝不是"精神病"，"精神病"只是心理障碍中极少数的较严重情况，国外的使用者到心理维修站维护就像看感冒一样普遍和随意。

（3）本产品在自然老化过程中，也常出现反应迟钝、记忆力下降、手足笨拙等情况，预防这些情况的发生，还是需要日常的保养，主要是养成良好的生活习惯、运动习惯、学习习惯等。如发现此类问题，及时返厂检修也是必要的。

【日常保养】

（1）有可能增加本产品使用年限的方式：均衡饮食，合理作息，适度运动，防治慢病。

（2）有可能缩减本品使用期限的方式：烟酒伤害，未经控制的血压、血糖、血脂异常等。

（3）保持良好的学习习惯，对新鲜事物保持好奇心，增加知识储备，可以预防产品出现痴呆等认知功能障碍。

【维修提示】

（1）如本产品出现故障时，应及时到正规维修中心（正规医院）进行检修。

（2）如本品突然失灵，出现突发的偏瘫、麻木、言语障碍等情况时，应立即到就近的"4S店"（二级及以上医院）就医，有可能需要紧急大修（急性脑血管病紧急处理）。

（3）如本品开始出现反应迟钝、待机延长、操控性能下降等状况，需要及时检修，预防产品过早老化失灵。

（4）如本品出现磕碰等外伤情况，需及时检修，有可能还需要短期内再次复查。

【维修方法】

（1）利用CT或核磁共振等检测方法，在不打开机盖的前提下进行无创检测，如无严重损毁无须开机维修（手术）。

（2）如发现重大损坏，可能需要开机维修（手术），但存在相应风险，一旦问题严重，直接整机报废。

（3）本品目前还没有任何人工替代产品进行更换，也无法进行异体移植。

【友情提示】

（1）本品目前没有特效药物可以阻止其老化，一切保养措施仅为尽可能增加其使用期限，并且日常使用中的保养意义远大于损坏后的维修。

（2）任何"秘方、仙丹"均无法让已损坏的本品恢复正常，请使用者不要抱有幻想，被奸诈之人利用。对于大脑，"防"的意义远大于"治"。

（3）本品最主要的功能零件——数以亿计的神经细胞属于不可再生细胞，损失完后，不能再生。

（4）本品出现功能衰退或频发故障时，常提示使用者身体状况、生活方式、作息习惯等存在问题，也是衰老或早衰的重要提示。